U0347100

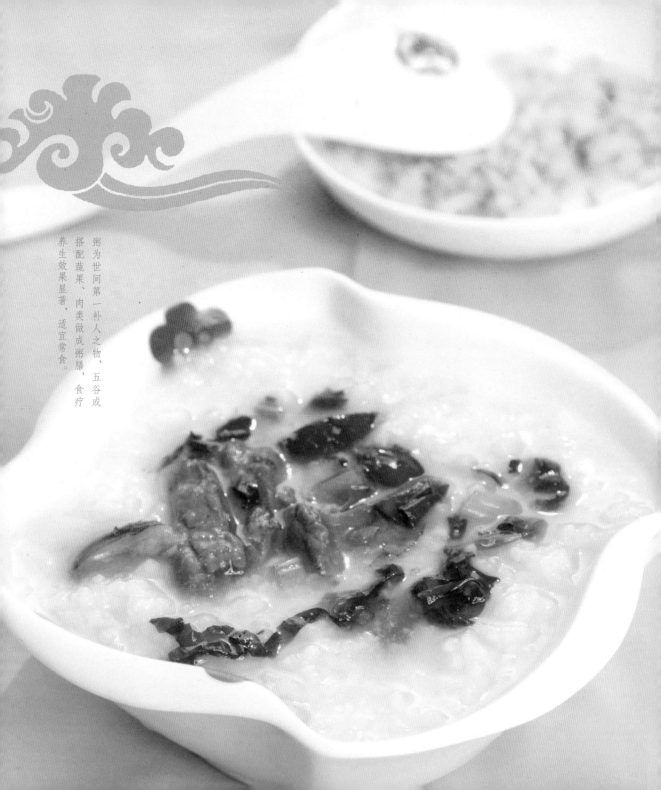

粥为世间第一补人之物，五谷或搭配蔬果、肉类做成粥膳，食疗养生效果显著，适宜常食。

这是一本权威、全面的养生保健食疗书。

张 明 主编

养生祛病

一碗粥

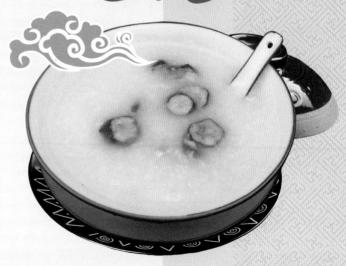

天津出版传媒集团

天津科学技术出版社

图书在版编目（CIP）数据

养生祛病一碗粥 / 张明主编 . —天津：天津科学技术出
版社，2013.7（2023.12 重印）

ISBN 978-7-5308-8176-7

Ⅰ . ①养… Ⅱ . ①张… Ⅲ . ①粥—食物养生—食谱
Ⅳ . ① R247.1 ② TS972.137

中国版本图书馆 CIP 数据核字（2013）第 177200 号

养生祛病一碗粥
YANGSHENG QUBING YIWANZHOU

策划编辑：杨　譞
责任编辑：孟祥刚
责任印制：兰　毅

出　　　版：天津出版传媒集团
　　　　　　天津科学技术出版社
地　　　址：天津市西康路 35 号
邮　　　编：300051
电　　　话：（022）23332490
网　　　址：www.tjkjcbs.com.cn
发　　　行：新华书店经销
印　　　刷：三河市燕春印务有限公司

开本 889×1 194　1/24　印张 5　字数 61 000
2023 年 12 月第 1 版第 3 次印刷
定价：48.00 元

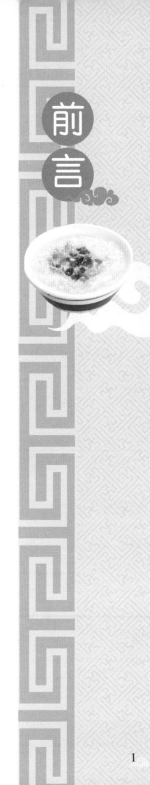

前言

中医推崇"药补不如食补"，食物不仅能饱腹，还能起到保健的效果。在食补中，粥膳无疑是首选，自古以来就有"于养生最宜：一省费，二味全，三津润，四利膈，五易消化"，食粥养生，延年益寿。古今中外，没有几种食物可以像粥那样，始终伴随着人类的生、老、病、死，而成为每一个家庭都难以缺少的食品。粥，在滋养国人身体的同时还滋养了中国文化，粥文化是中国传统文化的一部分，自古以来，就备受历代养生家的重视，是人们日常生活中再熟悉不过的饮食之一。随着人们饮食生活的不断丰富，粥的做法、种类、风味、口感也不断多样化，营养价值也日渐丰富。恰当地喝粥，可以在一定程度上起到滋补身体、增强体质、预防疾病的作用。粥不仅自身营养丰富，更是其他营养食物的绝佳载体。任何食物与粥为伍，都会变得亲切温暖，让人百食不厌。中国的粥不仅能饱腹，而且能治病防病，强身健体。

随着医保的实施、处方药与非处方药的分类使用，医学保健常识的普及，"大病上医院，小病上药站"，"医院诊断，家中治疗"渐成时尚。而药源性疾病的增多和西药副作用的不断出现，又使中医药日益受到人们的注重，以粥疗疾更是人们的宠儿。养生粥是在中医辨证施治的原则指导下，选用中药制成粥膳，用来防治疾病的一种食疗方法。养生粥以食材易得、方法简单、疗效确实、药力集中、副作用少而被人们接受。

煮粥，我们不需要像厨师一样专业。吃粥，我们不需要像吃药一样难以下咽。简单而随性，好吃而便利。粥为世间第一补人之物，五谷或搭配蔬果、肉类做成粥膳，食疗养生效果显著，适宜常食。粥在营养学上有重要作用，它制作简便、加减灵活、适应面广、易于消化吸收，宜养生保健长期食用，是最为补益的饮食。一碗养生粥，其味鲜美，润喉易食，营养丰富又易于消化，与肠胃相得，最为饮食之妙诀。

本书从粥的基础知识入手，兼顾中医，精心挑选百余款粥品，按开胃消食、

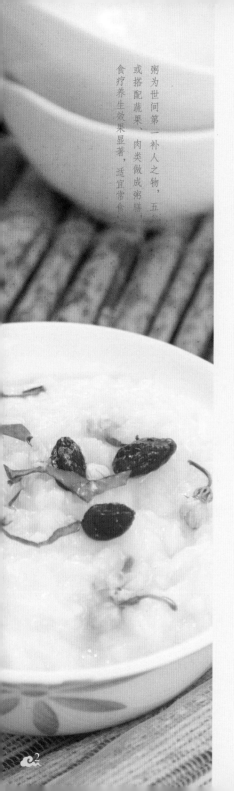

粥为世间第一补人之物，五谷或搭配蔬果、肉类做成粥膳，食疗养生效果显著，适宜常食。

提神健脑、保肝护肾、养心润肺、降糖、降压降脂、防癌抗癌、补血养颜、排毒瘦身、免疫力增强以及延年益寿等养生功效分别为你呈现五谷杂粮粥、清新可口的青菜粥，美味诱人的肉粥、鲜香无比的海味粥及造型多变的百果粥，让你轻松依照功效制作自己喜欢的养生粥。书中所选的粥膳汇集各地经典，适于不同人群选择，适合不同季节食用，每道粥均配有精美的图片、详细的制作过程，美观的版式、丰富的内容，满足你美味与营养的双重需求，同一食材的不同口味，让一碗粥变得有滋有味。

全书内容丰富、菜例家常、实用性强，是中国家庭必备的养生保健工具书。

目录

第三章 提神健脑粥

第四章 保肝护肾粥

第五章 养心润肺粥

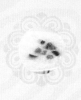

第六章 降糖粥

第七章 降压降脂粥

第八章 防癌抗癌粥

第十章 排毒瘦身粥

第十一章 免疫力增强粥

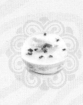

第十二章 延年益寿粥

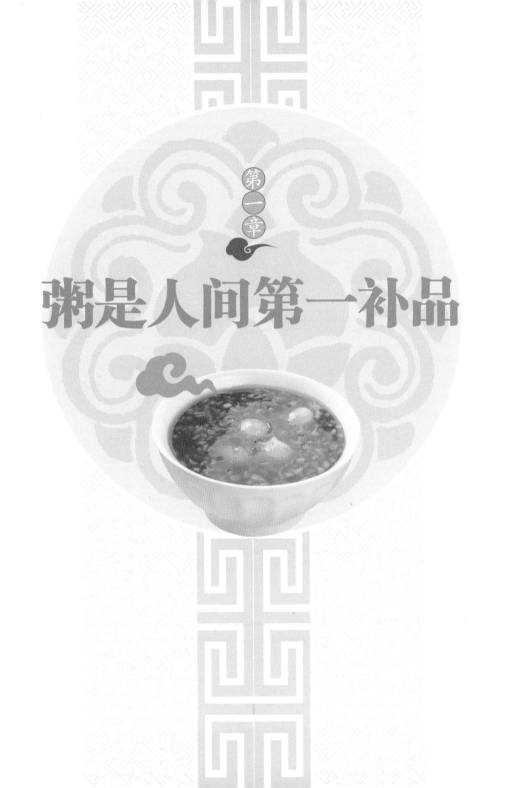

第一章

粥是人间第一补品

粥膳的养生功效

认识五谷杂粮煮好粥

五谷杂粮是日常饮食的基础，但人们对其并不一定了解，对其养生功效更是知之甚少。其实，五谷杂粮才是真正的健康良药。五谷杂粮能够为我们的身体提供每日必需热量，具有保健养生、防病治病的功效。

常见五谷杂粮的营养与功效

谷物种类	营养与功效
稻米	其主要成分是碳水化合物、蛋白质、脂肪、纤维素及人体必需的微量元素，但普通稻米缺乏维生素 A、维生素 C 和碘等人体必需的成分，因此需要通过搭配蔬菜及其他食物来均衡营养
黑米	蛋白质和氨基酸含量较多，还含有多种维生素和锌、铁、钼、硒等人体必需的矿物质。黑米具有滋阴补肾、补胃暖肝、明目活血的功效。长期食用黑米，可改善头昏、目眩、贫血、白发、眼疾、腰腿酸软等病症
紫米	含有丰富的蛋白质、脂肪、赖氨酸、色氨酸、维生素 B_1、叶酸等多种营养成分，还含有铁、钙、磷、锌等人体所需的矿物质。紫米具有补血益气，暖脾胃的功效，对改善胃寒痛、消渴、夜多小便等病症有不错的效果
薏米	富含亮氨酸、精氨酸、赖氨酸、酪氨酸等氨基酸类成分，还含有脂肪油、糖类等。薏米性微寒，有健脾、去湿、利尿的功效。可缓解湿热，脾虚腹泻、肌肉酸痛、关节疼痛等症。还可增强肾上腺皮质功能。薏米是一种理想的抗癌保健食品
小米	味甘，性微寒，有健脾、除湿、安神等功效
玉米	世界公认的黄金作物。纤维素比精米、精面粉高 4 ~ 10 倍。纤维素可加速肠部蠕动，排除大肠癌的因子，降低胆固醇吸收，预防冠心病。玉米还能吸收人体的一部分葡萄糖，对糖尿病有缓解作用
黄米	富含蛋白质、脂肪和赖氨酸。黄米味甘，有黏性，有和胃、健脾、乌发的功效
高粱	营养丰富，用途广泛。加工后所成的高粱米可用来蒸饭或磨成粉，再做成各种食品。高粱米含有蛋白质、脂肪、碳水化合物、钙、磷、铁等，赖氨酸含量高，丹宁酸含量较低。高粱性温，有和胃、健脾、凉血、解毒、止泻的功效，可用来改善积食，消化不良、湿热下痢和小便不利等多种疾病
黄豆	味甘，性平，有健脾宽中、润燥消水的效用，对疳积泻痢、腹胀、妊娠中毒、疮痈肿毒，外伤出血等病症有辅助食疗作用
黑豆	含有黄酮类物质、大豆皂醇、蛋白质、B 族维生素、优质脂肪酸、胡萝卜素、叶酸等。黑豆具有补肾益精、活血润肤的功效，有很强的补肾、养肾作用

谷物种类	营养与功效
赤小豆	含有较多的皂苷，可刺激肠道。有良好的利尿作用，能解酒、解毒，对心脏病、肾病、水肿均有一定的作用。还含有较多的膳食纤维，具有良好的润肠通便、降血压、降血脂，调节血糖、解毒、抗癌、预防结石、健美减肥的作用。哺乳期女性多吃赤小豆，还有催乳的功效
蚕豆	蛋白质含量高，并含有钙、铁、磷等多种矿物质和维生素。蚕豆具有祛湿、利脏腑、养胃、补中益气的功效，对水肿及慢性肾炎等有缓解作用
绿豆	味甘，性寒，有利尿消肿、清热、解毒、凉血的作用
小麦	含有钙、磷、铁及帮助消化的淀粉酶、麦芽糖酶等，还含有丰富的维生素 E，是保护人体血液、心脏、神经等正常功能的必需营养品。另外，常吃小麦还可增强记忆、养心安神
大麦	主要含有淀粉、蛋白质、脂肪和矿物质，还含有维生素 E 和多种微量元素。食用大麦，可以消暑热，还可以缓解胃炎及十二指肠球部溃疡等病的症状。另外，还有消食、回乳、消水肿等功效
燕麦	含有淀粉、蛋白质、脂肪，氨基酸、脂肪酸的含量也较高，还含有维生素 B_1、维生素 B_2 和少量的维生素 E、钙、磷、铁以及谷类作物中独有的皂苷。常服燕麦能降低心血管和肝脏中的胆固醇、甘油三酯。燕麦具有补益脾胃、滑肠催产、止虚汗和止血的功效
莜麦	其蛋白质含量比大米、面粉高 1.6～2.2 倍，脂肪含量则比大米、面粉高 2～2.5 倍，而且莜麦脂肪成分中的亚油酸含量较多，易被人体吸收，有降低人体血液中胆固醇的作用。莜麦含糖较少，是糖尿病患者的理想食品

了解中药的四性五味

中药的养生保健作用，可谓众所周知。其实，它是粥膳养生家族中不可缺少的成员，同时也是制作药粥的必备原料。

1. 中药的四性

中药的性质可分为寒、凉、平、温、热五种。其中，寒、凉、温、热等四种不同的特性被称为"四气"，也称为"四性"。其中的平性药有偏温或偏凉的特性，所以中医对药物的性能习惯上称为四气，而非五气。不同药性中药的功效：

（1）温热性中药。具有散寒、温里、化湿、行气、壮阳等功效，主治寒证或机能减退的症候。

（2）平性中药。药性平和，多为滋补药，用于体质衰弱和温热性质中药不适应者。

（3）寒凉性中药。具有清热、泻火、解毒、凉血、滋阴等功效，主治热证或机能亢进的疾病。

2. 中药的五味

中药的五味是指中药具有辛、酸、甘、苦、咸五种滋味。此五味具有两层含义：中药本身的味道与中药的作用范畴。

（1）辛味药。辛味的中药具有发散、行气、行血的作用，可用于辅助治疗外感表证、气血瘀滞等疾病。所谓"辛散"是指辛味中药具有发散表邪的作用，可用于治疗外感性疾病，"辛行"是指辛味中药具有行气行血的作用，可用于治疗气滞血瘀型疾病。

（2）酸味药。具有收敛、固涩的作用，可用于辅助治疗虚汗、久泻、尿频及出血症等。还具有生津、开胃、消食的作用，可用于食积、燥渴、胃阴不足等病症。

（3）甘味药。具有补益、和中、缓急等作用，可用于辅助治疗虚证、脾胃不和等病症，主要用于体质虚弱者。

（4）苦味药。苦味中药具有通泻、降泻、倾泻、润燥、泻火、坚阴的作用，主要用于热结便秘、气逆咳喘、热盛心烦、寒湿或湿热性疾病等。另外，轻度的苦味还具有开胃的作用。

（5）咸味药。具有润下、通便、软坚散结的作用，可用于大便干结、痰核等症状。

粥膳的养生功效

1. 滋补养生

人们若想滋补养生，可以经常食用粥膳，特别是中老年人、儿童、孕产妇以及体弱多病者，更需要通过日常生活的膳食来调养身体。中医认为，虚性体质的人如果能配以一些粥膳进行调理，并坚持长期食用，通过阴阳气血的调和，就会取得良好的食疗效果。

因此，人们可以通过自身的年龄特点、体质特征以及身体各个器官的具体状况来进行粥膳调理与养生，从而达到保健的目的。

2. 增强体质

在制作粥膳时所用的原料不同，粥品的功效也会有所区别，但总体上而言，粥是一种温和的调理性食物，它能保证主食的多样化，使营养摄入更平衡，从而增强了体质，保证了人体的健康。

3. 祛斑养发固齿

由于光照日晒容易形成色斑，这给女性带来了很多烦恼。若想使皮肤白嫩光滑，女性朋友可以经常食用一些具有淡化色斑功效的粥膳，可达到祛斑的目的。

有些女性朋友的头发非常干燥、枯黄，而且容易脱发掉发，此时可食用用芝麻、核桃等干果制作的粥膳，可以起到养护头发的作用。

牙齿的美观也是不容忽视的，平时可多食用一些对牙齿有保健作用的粥膳。

4. 美容养颜

中医认为，美容养颜与人体的五脏六腑、气、血都有着密切的联系，因此很多女性通过食用粥膳来美容养颜。当身体内部聚集的毒素无法排出体外时，就会出现皮肤问题，这时可食用一些具有排毒功效的粥膳进行调理，如果人体内部阴、阳、气、血失调而影响容颜时，也可以常食用具有养颜润肤功效的粥膳进行调理。还可以根据自身的体质和机体状况食用粥膳，从而清除让机体衰老的自由基，除去皱纹，保持年轻。

5. 抗饥饿

当粥膳进入胃和肠道后，会使胃和肠道扩张，产生饱腹感，机体就会发出已经饱了的信号，从而抑制再吃食物的欲望。这有助于糖尿病和肥胖病人控制饮食。

6. 减肥瘦身

如果人体内的脂肪堆积过多就会使人肥胖，不仅影响美观，严重时还可能危害到身体健康，引发肥胖症、糖尿病、高血压、心脏病等疾病。中医认为，这些病症跟人的饮食、情志、劳逸、体质等因素有关。因此，为了保持苗条身材，人们除了适当地锻炼身体，还可以合理安排每日的膳食，食用适当的养生粥膳，从饮食方面进行调理。

7. 通便

用杂粮熬制的粥膳中含有丰富的膳食纤维，当膳食纤维吸水膨胀后，会令肠内容物体积增大，使大便变软变松，并且能促进肠道蠕动，缩短肠内容物通过肠道的时间，能够起到润便、治便秘和治痔疮的作用。

8. 解毒防癌

粥膳中杂粮所含的膳食纤维能促进肠胃蠕动，这样就缩短了许多毒物，如肠道分解产生的酚、氨等及细菌、黄曲霉毒素、亚硝酸胺、多环芳烃等致癌物质在肠道中的停留时间，减少肠道对毒物的吸收。另外，膳食纤维能吸水膨胀，使肠内容物体积增大，从而对毒物起到稀释作用，减少了毒物对肠道的影响。膳食纤维还可与致癌物质结合，形成无毒物排出体外，因此具有良好的解毒防癌作用。

9. 降低血糖

研究表明，用粗粮熬粥有助于糖尿病患者控制血糖。目前国外一些糖尿病膳食指导组织已建议糖尿病病人尽量选择食用粗粮及杂豆类熬制的粥，将它们作为主食或主食的一部分食用，能明显缓解糖尿病病人餐后高血糖状态，减少人体24小时内的血糖波动，降低空腹血糖，减少胰岛素分泌，利于糖尿病病人的血糖控制。

10. 预防中风

研究表明，大量食用粗粮熬制的粥膳，可使患中风的危险性显著降低。粗粮包括黑面包、玉米、燕麦片、麦芽、棕色米、麸糠等；细粮食物包括甜卷、糕点、甜点心、白面包、松饼、饼干、白米、薄饼、蛋奶烘饼等，即使是每天把一份细粮食物换成粗粮，也会有助于降低患缺血性中风的危险。

选好米才能煮好粥

煮粥米是不可缺少的。常用于烹制粥膳的米包括籼米、粳米、糯米、小米、薏米等。在选购米时一定要仔细辨别，以便顺利买到优质米，煮出鲜美、好吃的粥。

常用来制作粥膳的米

粳米：米粒为椭圆形，表面光亮，透明度较高。

糯米：又叫江米、元米。米粒呈蜡白色、不透明或半透明状，熟后黏性大，不易消化吸收。

籼米：米粒为细长形或长椭圆形，色泽较白，不透明。其吸水性大，易于消化吸收。

糙米：米粒椭圆形，色泽呈黄褐色或浅褐色，不透明，煮熟后散发出香味。

小米：颗粒较小，是由粟子去壳后制成的，容易消化吸收。

薏米：又叫薏仁、药玉米，其营养丰富，并带有清新气息。

新陈米的鉴定

要挑选优质的米，我们可以从以下五步骤着手：

看：新粳米色泽呈透明玉色状，未熟粒米可见青色（俗称青腰）；新米"米眼睛"（胚芽部）的颜色呈乳白色或淡黄色，陈米则颜色较深或呈咖啡色。

闻：新米有股浓浓的清香味，陈谷新轧的米少清香味，而存放一年以上的陈米，只有米糠味，少有清香味。

尝：优质的大米放在嘴里生吃时不会有异味，而且容易被咬碎，舌头能尝到淀粉的味道。

洗：优质的大米经温水冲洗不会产生大量杂质，而劣质米和一些经过加工"整容"后的大米冲泡后会在水中沉淀大量杂质，加入的油渍、蜡渍经水泡后也会现出原形。

抓：优质的大米被手在袋中反复抓后，可以清晰地看到袋子周围和手上有白色物质出现，这是陈米所没有的。

选好煮粥工具有门道

制作粥膳时，应尽量选择稳定性较高的器具，如不锈钢制品、陶瓷器具等。不要使用塑料器具或铝制品，因为铝制锅内壁及表面氧化层同菜肴或汤汁会发生缓慢的化学反应，烧煮酸性或碱性菜肴更为显著，烧煮食物时间越长，混进食物中的铝也就越多。为此，介绍以下几种煮粥时常用的器具。

砂锅

砂锅保温性能好，适合制作老火粥，这类粥需要长时间煲煮，通常用来煲煮一些不易煮烂的食材和药材，例如猪骨粥、人参粥等。利用砂锅的保温性能，宽汤宽水做出的老火粥，滋味浓厚、口感绵滑。

另外做粥底也要用砂锅。将大米洗净，入水泡约半小时，放入砂锅中，加入适量高汤煮沸，再转小火熬煮约1小时，直至米粒软烂黏稠。有了这晶莹饱满、稠稀适度的粥底，再加入其他食材滚熟，就成了广东人所说的生滚粥。生滚粥粥底绵滑、味道鲜香，十分可口。

但需要注意的是，砂锅最怕冷热变化，如果急速遇热或遇冷，会减少砂锅的使用寿命。煮粥时，上火前要擦干锅外的水分，然后用小火热锅，如果中途加水也要加温热水，以免炸裂。

电饭锅

用电饭锅煮粥是一种省事的好方法。电饭锅火候易掌握，且不易粘锅。电饭锅可用来煮快粥，例如北方人常煮的大米粥、小米粥等。只要按合适的比例加入米和水，按下开关就可以了，非常省事。而需要长时间煲煮的粥则不适合用电饭锅。用电饭锅煮粥，米与水的比例在 1 ：6 左右。

需要注意的是，电饭锅的外锅内壁不可沾湿，可以将湿抹布拧干擦拭；若有饭粒掉进内锅与外锅之间的缝隙，需立即清理；蒸气口与接水槽也要定时清理；由于电饭锅内锅有不粘处理，所以不可使用钢丝来刷锅。

不锈钢锅

不锈钢锅也不适合用来长时间煲粥，而适合煮一些简单易熟的快粥，例如玉米面粥等。用不锈钢锅煮粥，要不时搅拌，以免米粒粘锅。另外人不能长时间离开，随时注意不要溢锅。

高压锅

高压锅是利用密封高压的方式，使食物在短时间内煮熟。如果熬粥的原料不易煮熟烂，又想快点喝上粥，可以选择用高压锅，例如绿豆粥、高粱米粥等。由于煮粥常用的米类和豆类食材容易吸水膨胀，所以其用量切勿超过高压锅容量的 1/3。煮好粥后，不要着急拿下安全汽阀，必须静置数分钟待温度稍降后再拿下汽阀，以免粥汁从汽孔中喷溅出来。

煮好粥，有妙方

虽然清粥似有若无的清香味道也不错，但是运用一些小技巧，可以使你的清粥呈现另一种风味。

加料煮粥的方法

煮粥时要注意添加材料的顺序，遵守慢熟先放的原则。如米和中药材类应先放入熬煮，蔬菜、水果则应待粥将成时放入。此外，肉类可以加入淀粉拌匀后再放入粥中，海鲜则先氽烫一下，这样煲出来的粥看起来清而不浊。

粥要久熬

粥都要经过久熬，才能美味。煮菜粥时，应该在米粥彻底熟后，放盐、味精、鸡精等调味品，最后再放生的青菜，这样青菜的颜色不会有变化，营养也不会流失。

加盐的粥更甜

盐有一种特殊的功能就是：可以使甜的东西更加甜。煮一锅清粥，你不必去考虑熬高汤，在清粥中加入少许的盐就好了，这样的清粥不用加料也一样美味。

加橘皮更香

熬粥时，放入几片橘子皮，吃起来芳香爽口，还可起到开胃作用。

可放一个小调羹同煮

如果粥有点粘底，请千万不要用勺子拔锅底的黏皮，要不然粥会有煳味。可以放一个轻的小调羹在锅底与粥同煮，水沸腾过程中，小调羹也会被带着转动，可以防止粥粘锅底。

煮粥时底料分煮

大多数人煮粥时习惯将所有的东西一股脑全倒进锅里，百年老粥店可不这样做。粥底是粥底，料是料，分开煮的煮、焯的焯，最后再搁一块熬煮片刻，且绝不超过 10 分钟。这样熬出的粥品清爽不混浊，每样东西的味道都熬出来了，又不串味。特别是辅料为肉类及海鲜时，更应将粥底和辅料分开来煮。

巧用热水瓶做粥

把淘好的米放在热水瓶里（一般放热水瓶容量的 1/4），然后往热水瓶里灌入开水（灌至离瓶塞 10 厘米左右的距离即可），把瓶塞塞好，4～5 小时后就可以食用了。这种方法尤其适合赶早班的人，只要头一天晚上把米、开水放好，第二天早上起来后，倒出即可食用。

高汤煮粥最鲜美

外面粥铺里卖的粥之所以比自家煮的粥鲜美，最大的秘诀就是粥铺里的粥是用高汤煮出来的。

可以用来煮粥的高汤有猪骨高汤、鸡骨高汤、萝卜高汤等。猪骨高汤口味香醇浓郁，适合搭配肉类入粥；鸡骨高汤适合口味清淡者，适合做海鲜粥。柴鱼、海带、萝卜等根茎类也可以熬成高汤，适合做栗子粥、鲑鱼子粥等日式风味的粥。

巧让陈米出香味

陈米淘好后，用水泡，让米粒充分吸水膨胀，上锅煮时，滴入少许食用油，煮开后用筷子搅拌几下，减小火，让陈米气味随油气蒸发，这样煮出的陈米不仅具有油光且出香，味道也会大大改善。

剩饭巧煮粥

其比例为 1 碗饭加 4 碗水。与生米煮粥不同，用剩饭煮粥千万不要搅拌过度，以免整锅粥太过稠烂。

煮粥禁忌要清楚

淘洗次数不可过多

米的营养成分比较丰富，但许多营养物质在淘米中特别容易流失掉。米中的维生素和无机盐很容易溶于水，如果淘米时间长，或用力搓，则使米的表层营养丧失。另外，淘完米后要马上下锅煮，否则泡久了，米中大部分的核黄素等营养成分会损失掉，蛋白质、脂肪也有不同程度的损失。因此淘米时一定要注意：不要用流水和热水淘洗，不要用力搓或用力搅拌，淘米前也不要用水浸泡米。淘米时只要去掉沙砾即可。

不宜放碱

有的人熬粥或煮豆时，喜欢放少量碱，认为这样煮出来的粥香甜浓稠。其实从饮食学角度来说，这样是不科学的。因为放碱和米、豆一起熬煮，会破坏米、豆中的营养物质。

煮八宝粥忌加矾

要知道加矾后的八宝粥不但口味变涩，八宝粥也会失去原来清香适口的风味，而且使八宝粥中的部分营养物质遭到破坏。另外，矾在水溶液中受热后，便能产生二氧化硫和三氧化硫等有害物质。因此，煮八宝粥时忌加矾。

黑米忌不煮烂

黑米具有很高的营养价值和保健功效，它富含 17 种氨基酸，14 种人体必需的微量元素及多种维生素。但是，由于黑米的外部被一层坚韧的硬皮包裹，很不容易煮烂，这样黑米中大部分营养成分不能溶出，食用后很容易引起肠胃炎，如果事先将黑米在水中浸泡一夜再煮的话，营养将更易被人体吸收。

喝粥有讲究

粥膳在一天三餐中均可食用，但最佳的时间是早晨。因为早晨脾困顿、呆滞，胃津不濡润，常会出现胃口不好、食欲不佳的情况。此时若服食清淡粥膳，能生津利肠、濡润胃气、启动脾运、利于消化。另外，也可选择在晚上喝粥，这样也能调剂胃口。

在饮用粥膳时，应注意以下事项：

五谷杂粮粥不宜过量食用

如过量食用五谷杂粮粥膳，会有腹胀的情况发生，糯米类也会引起消化不良；而豆类一次食用过多，也会引起消化不良。

宜用胡椒粉去粥的腥味

在用鱼、虾等水产品制作粥膳时，难免会产生腥味，这时如果在粥中加入胡椒粉，不仅可以去掉腥味，还能使粥更加鲜美。

不宜食用太烫的粥

常喝太烫的粥，会刺激食道，不仅会损伤食道黏膜，还会引起食道发炎，造成黏膜坏死，时间长了，可能还会诱发食道癌。

生鱼粥不宜常食

生鱼粥就是把生鱼肉切成薄片，配以热粥服食，这种吃法常见于南方。生鱼粥多用鲤鱼的鳞片或肉片，这些生鱼肉中可能潜伏着对人体有害的寄生虫，人食用后，寄生虫就会进入人体，由肠内逆流而上至胆管，寄生在肝胆部位，会引发胆囊发炎或导致肝硬化。

孕妇不宜食用薏米粥

孕妇不宜食用薏米粥。因为薏米中的薏仁油有收缩子宫的作用，故孕妇应慎食。

胃肠病患者忌食稀粥

胃肠病患者胃肠功能较差，不宜经常食用稀粥。因为稀粥中水分较多，进入胃肠后，容易稀释消化液、唾液和胃液，从而影响胃肠的消化功能。另外，稀粥易使人感到腹部膨胀。

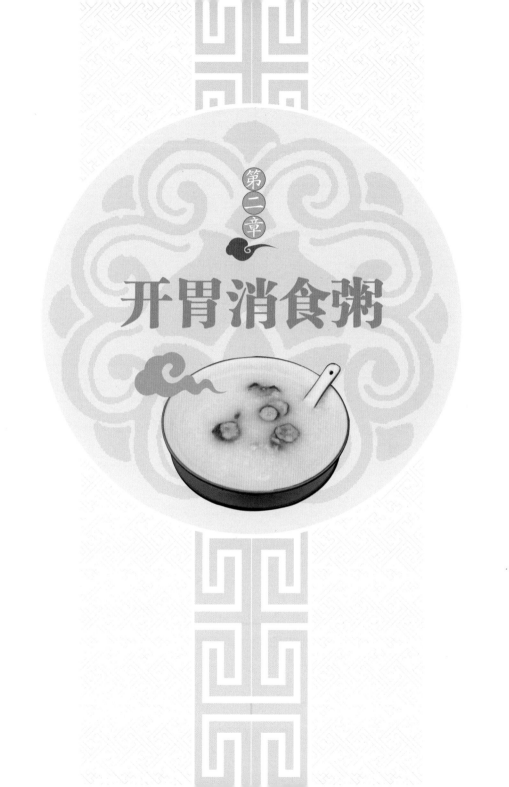

第二章

开胃消食粥

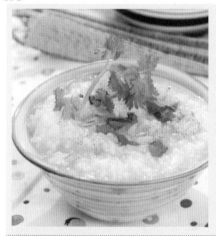

茴香青菜粥

适合人群：儿童

材 料 大米 100 克，茴香 5 克，青菜适量。

调 料 盐、胡椒粉各 2 克。

制作方法

① 大米洗净，泡发半小时后捞出沥干水分；青菜洗净，切丝。

② 锅置火上，倒入清水，放入大米，以大火煮开。

③ 加入茴香同煮至熟，再入青菜，以小火煮至浓稠状，调入盐、胡椒粉拌匀即可。

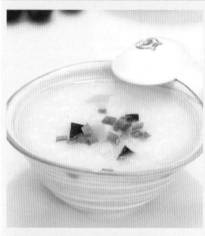

香甜苹果粥

适合人群：儿童

材 料 大米 100 克，苹果 30 克，玉米粒 20 克。

调 料 冰糖 5 克，葱花少许。

制作方法

① 大米淘洗干净，用清水浸泡；苹果洗净后切块；玉米粒洗净。

② 锅置火上，放入大米，加适量清水煮至八成熟。

③ 放入苹果、玉米粒煮至米烂，放入冰糖熬融调匀，撒上葱花便可。

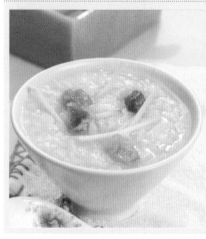

桂圆糯米粥

适合人群：男性

材 料 桂圆肉 50 克，糯米 100 克。

调 料 白糖、姜丝各 5 克。

制作方法

① 糯米淘洗干净，放入清水中浸泡。

② 锅置火上，放入糯米，加适量清水煮至粥将成。

③ 放入桂圆肉、姜丝，煮至米烂后放入白糖调匀即可。

鸡蛋生菜粥

适合人群：老年人

材 料 鸡蛋1个，生菜10克，玉米粒20克，大米80克。
调 料 盐2克，鸡汤100克，葱花、香油少许。

制作方法

① 大米洗净，用清水浸泡；玉米粒洗净；生菜叶洗净，切丝；鸡蛋煮熟后切碎。
② 锅置火上，注入清水，放入大米、玉米煮至八成熟。
③ 倒入鸡汤稍煮，放入鸡蛋、生菜，加盐、香油调匀，撒上葱花即可。

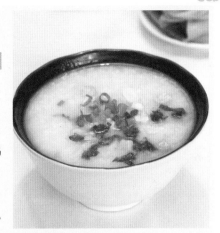

香菜鲇鱼粥

适合人群：儿童

材 料 大米100克，鲇鱼肉50克，香菜末少许。
调 料 盐3克，味精2克，料酒、姜丝、枸杞、香油适量。

制作方法

① 大米洗净，用清水浸泡；鲇鱼肉洗净后用料酒腌渍去腥。
② 锅置火上，放入大米，加适量清水煮至五成熟。
③ 放入鱼肉、枸杞、姜丝煮至米粒开花，加盐、味精、香油调匀，撒上香菜末即可。

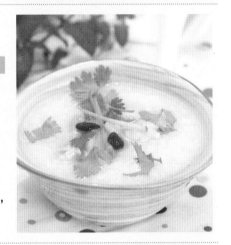

桂花鱼糯米粥

适合人群：孕产妇

材 料 糯米80克，净桂花鱼50克，猪五花肉20克。
调 料 盐3克，味精2克，料酒、葱花、姜丝、枸杞、香油各适量。

制作方法

① 糯米洗净，用清水浸泡；用料酒腌渍桂花鱼以去腥；五花肉洗净后切小块，蒸熟备用。② 锅置火上，注入清水，放入糯米煮至五成熟。③ 放入桂花鱼、猪五花肉、枸杞、姜丝煮至米粒开花，加盐、味精、香油调匀，撒葱花即可。

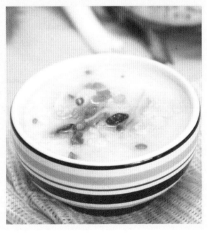

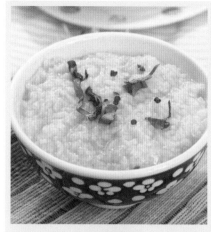

茶叶消食粥

适合人群：儿童

材 料 茶叶适量，大米100克。
调 料 盐2克。

制作方法

① 大米泡发洗净；茶叶洗净，加水煮好，取汁待用。
② 锅置火上，倒入茶叶汁，放入大米，以大火煮开。
③ 再以小火煮至浓稠状，调入盐拌匀即可。

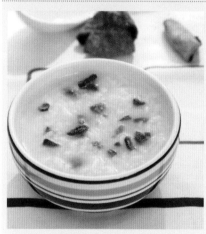

陈皮白糖粥

适合人群：老年人

材 料 陈皮3克，大米110克。
调 料 白糖8克。

制作方法

① 陈皮洗净，剪成小片；大米泡发洗净。
② 锅置火上，注水后，放入大米，用大火煮至米粒开花。
③ 放入陈皮，用小火熬至粥成闻见香味时，放入白糖调味即可。

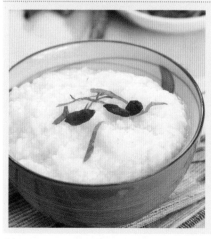

大米竹叶汁粥

适合人群：老年人

材 料 竹叶适量，大米100克。
调 料 白糖3克。

制作方法

① 大米泡发洗净；竹叶洗净，加水煮好，取汁待用。
② 锅置火上，倒入煮好的竹叶汁，放入大米，以大火煮开。
③ 加入竹叶煮至浓稠状，调入白糖拌匀即可。

大米神曲粥

适合人群：男性

材 料 大米 100 克，神曲适量。
调 料 白糖 5 克。

制作方法

1 大米洗净，泡发后，捞出沥水备用；神曲洗净。
2 锅置火上，倒入清水，放入大米，以大火煮至米粒开花。
3 加入神曲同煮片刻，再以小火煮至浓稠状，调入白糖拌匀即可。

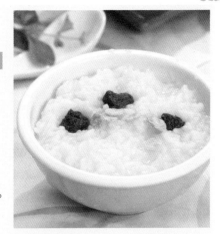

橘皮粥

适合人群：儿童

材 料 干橘皮适量，大米 80 克。
调 料 盐 2 克，葱 8 克。

制作方法

1 大米泡发洗净；橘皮洗净，加水煮好，取汁待用；葱洗净，切成圈。
2 锅置火上，加入适量清水，放入大米，以大火煮开，再倒入熬好的汁液。
3 以小火煮至浓稠状，撒上葱花，调入盐拌匀即可。

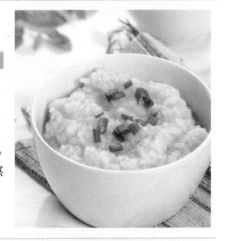

豌豆高粱粥

适合人群：儿童

材 料 红豆、豌豆各 30 克，高粱米 70 克。
调 料 白糖 4 克。

制作方法

1 高粱米、红豆均泡发洗净；豌豆洗净。
2 锅置火上，倒入清水，放入高粱米、红豆、豌豆一同煮开。
3 待煮至浓稠状时，调入白糖拌匀即可。

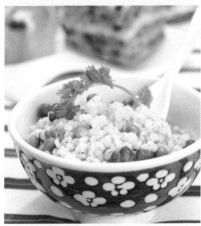

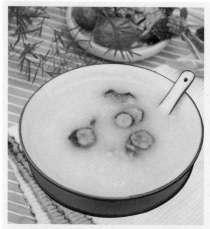

山楂粥

适合人群：儿童

材　料 粳米100克，山楂适量。
调　料 盐2克。

制作方法

① 山楂用清水快速冲洗干净，粳米洗净浸泡1小时后捞出。

② 将粳米放入砂锅中，加适量清水，先用大火煮开，再转小火慢慢熬煮。

③ 放入山楂，熬煮半小时，至粥黏稠时，加盐调味即可。

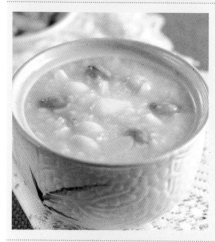

花生杏仁粥

适合人群：老年人

材　料 粳米200克，花生仁50克，杏仁25克。
调　料 白糖20克，冷水2500毫升。

制作方法

① 花生仁洗净，用冷水浸泡回软；杏仁焯水烫透，备用。

② 粳米淘洗干净，浸泡半小时，沥干水分，放入锅中，加入约2500毫升冷水，用旺火煮沸。转小火，下入花生仁，煮约45分钟，再下入杏仁及白糖，搅拌均匀，煮15分钟，出锅装碗即可。

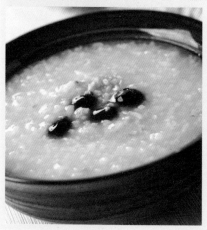

粳米姜粥

适合人群：老年人

材　料 粳米200克，鲜生姜15克，红枣2颗。
调　料 红糖15克，冷水1500毫升。

制作方法

① 粳米淘洗干净，用冷水浸泡半小时，捞起，沥干水分。

② 鲜生姜去皮，剁成细末；红枣洗净，去核。

③ 锅中注入约1500毫升冷水，将粳米放入，用旺火烧沸，放入姜末、红枣，转小火熬煮成粥，再下入红糖拌匀，稍焖片刻，即可盛起食用。

锅巴粥

适合人群：老年人

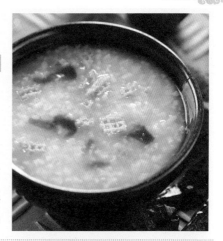

材　料 粳米 100 克，锅巴 200 克，干山楂片 50 克。

调　料 白糖 10 克，冷水适量。

制作方法

1. 将锅巴掰碎；干山楂片洗净。

2. 粳米淘洗干净，用冷水浸泡半小时，捞出，沥干水分。

3. 取锅放入适量冷水、山楂片、粳米，先用旺火煮开，然后改用小火熬煮，至粥将成时加入锅巴，再略煮片刻，以白糖调味，即可盛起食用。

荞麦粥

适合人群：老年人

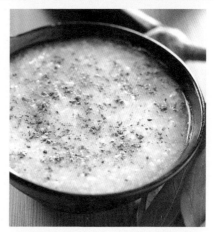

材　料 荞麦粉 150 克。

调　料 盐 2 克，冷水 1000 毫升。

制作方法

1. 荞麦粉放入碗内，用温水调成稀糊。

2. 锅中加入约 1000 毫升冷水，烧沸，缓缓倒入荞麦粉糊，搅匀，用旺火再次烧沸，然后转小火熬煮。

3. 见粥将成时下入盐调好味，再稍焖片刻，即可盛起食用。

刺儿菜粥

适合人群：老年人

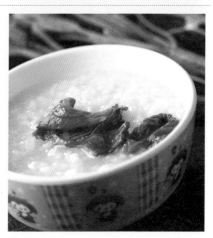

材　料 粳米、刺儿菜各 100 克。

调　料 葱末 3 克，盐 1.5 克，味精 1 克，香油 3 克，冷水适量。

制作方法

1. 将刺儿菜择洗干净，入沸水锅焯过，冷水过凉，捞出细切。

2. 粳米淘洗干净，用冷水浸泡半小时，捞出。

3. 取砂锅加入冷水、粳米，先用旺火煮沸，再改用小火煮至粥将成时，加入刺儿菜，待滚，用盐、味精调味，撒上葱末、淋上香油，即可食用。

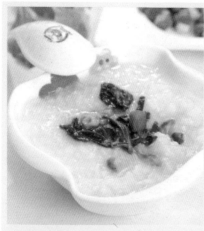

菠菜山楂粥

适合人群：儿童

材 料 菠菜20克，山楂20克，大米100克。
调 料 冰糖5克。

制作方法

①大米淘洗干净，用清水浸泡；菠菜洗净；山楂洗净。

②锅置火上，放入大米，加适量清水煮至七成熟。

③放入山楂煮至米粒开花，放入冰糖、菠菜稍煮后调匀便可。

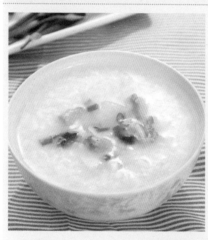

冬瓜瘦肉枸杞粥

适合人群：男性

材 料 冬瓜120克，大米60克，猪肉100克，枸杞15克。
调 料 盐3克，鸡精2克，香油5克，葱花适量。

制作方法

①冬瓜去皮，洗净切块；猪肉洗净切块，加盐腌渍片刻；枸杞洗净；大米淘净，泡半小时。②锅中加适量水，放入大米以旺火煮开，加入猪肉、枸杞，煮至猪肉变熟。③待大米熬烂时，加盐、鸡精调味，淋香油，撒上葱花即可。

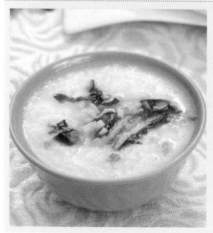

菠菜瘦肉粥

适合人群：男性

材 料 菠菜100克，猪瘦肉80克，大米80克。
调 料 盐3克，鸡精1克，生姜末15克。

制作方法

①菠菜洗净切碎；猪瘦肉洗净切丝，用盐稍腌；大米淘净泡好。

②锅中注水，下入大米煮开，下入猪瘦肉、生姜末，煮至猪瘦肉变熟。

③下入菠菜，熬至粥成，调入盐、鸡精调味即可。

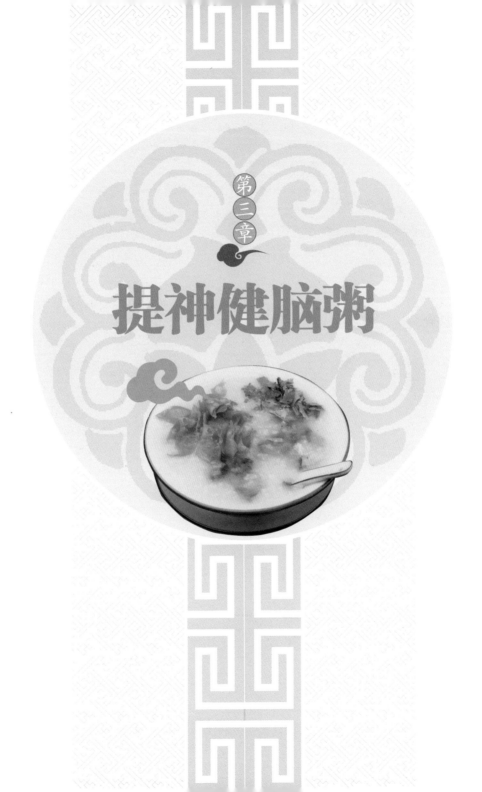

第三章

提神健脑粥

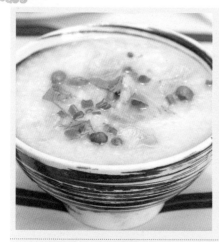

花生鱼粥

适合人群：男性

材 料 鱼肉50克，花生少许，瘦肉20克，大米80克。
调 料 盐3克，味精2克，香菜末、葱花、姜末、香油各适量。
制作方法

① 大米淘洗干净，放入清水中浸泡30分钟；鱼肉切片，抹上盐略腌；瘦肉洗净切末；花生洗净，泡发。② 锅置火上，注入清水，放入大米、花生煮至五成熟。③ 再放入鱼肉、瘦肉、姜末煮至粥将成，加盐、味精、香油调匀，撒上香菜末、葱花便可。

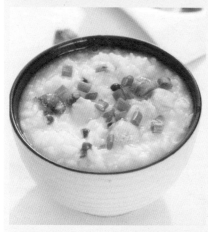

桂圆莲芡粥

适合人群：儿童

材 料 桂圆肉、莲子、芡实各适量，大米100克。
调 料 盐2克，葱少许。
制作方法

① 大米洗净泡发；桂圆肉洗净；芡实、莲子洗净，挑去莲心；葱洗净，切圈。② 锅置火上，注水后，放入大米、芡实、莲子，用大火煮至米粒开花。③ 再放入桂圆肉，改用小火煮至粥成闻见香味时，放入盐调味，撒上葱花即可。

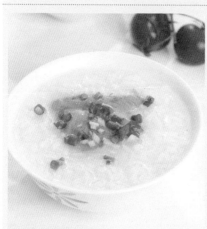

猪脑粥

适合人群：男性

材 料 猪脑120克，大米80克。
调 料 葱花5克，姜末3克，料酒4克，盐3克，味精2克。
制作方法

① 大米淘净，用冷水浸泡半小时后，捞出沥干水分；猪脑用清水浸泡，洗净。将猪脑装入碗中，加入姜末、料酒，入锅中蒸熟。
② 锅中注水，下入大米，倒入蒸猪脑的原汤，熬至粥将成时，下入猪脑，再煮5分钟，待香味逸出，加盐、味精调味，撒上葱花即可。

鸡腿瘦肉粥

适合人群：儿童

材　料 鸡腿肉 150 克，瘦肉 100 克，大米 80 克。
调　料 姜丝 4 克，盐 3 克，味精 2 克，葱花 2 克。

制作方法

① 瘦肉洗净，切片；大米淘净，泡好；鸡腿肉洗净，切小块。
② 锅中注水，下入大米，武火煮沸，放入鸡腿肉、瘦肉、姜丝，中火熬煮至米粒软散。
③ 文火将粥熬煮至浓稠，加入盐、味精调味，淋麻油，撒入葱花即可。

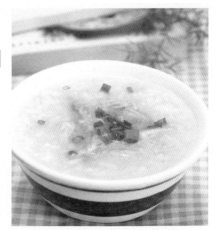

花生蛋糊粥

适合人群：儿童

材　料 花生米 10 克，鸡蛋 1 个，红枣 5 颗，糯米 50 克。
调　料 蜂蜜 5 克，葱花适量。

制作方法

① 糯米洗净，放入清水中浸泡；花生米、红枣洗净。
② 锅置火上，注入清水，放入糯米煮至五成熟。
③ 放入花生米、红枣煮至粥将成，磕入鸡蛋，打散略煮，加蜂蜜调匀，撒上葱花即可。

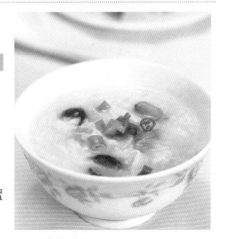

胡萝卜蛋黄粥

适合人群：儿童

材　料 大米 100 克，熟鸡蛋黄 1 个，胡萝卜 10 克。
调　料 盐 3 克，香油、葱花适量。

制作方法

① 大米洗净，入清水浸泡；胡萝卜洗净，切小丁。
② 锅置火上，注入清水，放入大米煮至七成熟。
③ 放入胡萝卜丁煮至米粒开花，放入鸡蛋黄稍煮，加盐、香油调匀，撒上葱花即可。

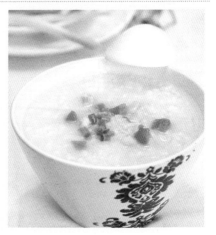

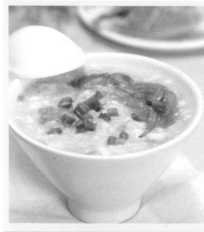

螃蟹豆腐粥

适合人群：儿童

材 料 螃蟹1只，豆腐20克，白米饭80克。
调 料 盐3克，味精2克，香油、胡椒粉、葱花适量。

制作方法

① 螃蟹洗净后蒸熟；豆腐洗净，沥干水分后研碎。

② 锅置火上，放入清水，烧沸后倒入白米饭，煮至七成熟。

③ 放入蟹肉、豆腐熬煮至粥将成，加盐、味精、香油、胡椒粉调匀，撒上葱花即可。

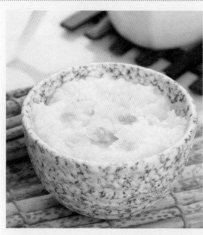

银耳双豆玉米粥

适合人群：儿童

材 料 银耳30克，绿豆片、红豆片、玉米片各20克，大米80克。
调 料 白糖3克。

制作方法

① 大米浸泡半小时后，捞出备用；银耳泡发洗净，切碎；绿豆片、红豆片、玉米片均洗净，备用。② 锅置火上，放入大米、绿豆片、红豆片、玉米片，倒入清水煮至米粒开花。③ 放入银耳同煮片刻，待粥至浓稠状时，调入白糖拌匀即可。

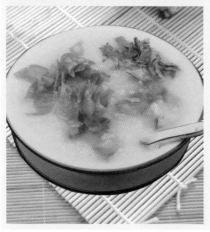

状元及第粥

适合人群：儿童

材 料 大米150克，猪肝、粉肠各20克。
调 料 香菜、盐各适量，咸菜10克。

制作方法

① 猪肝洗净切片；粉肠洗净切段；大米淘洗干净；咸菜、香菜洗净切段。② 锅中加水煮开，放入猪肝片、粉肠片煮约1小时后捞起沥干。③ 锅加水，大米烧开，放盐、猪肝片、粉肠片烧开，小火慢煲，食前加咸菜、香菜即可。

蟹肉蛋花粥

适合人群：儿童

材 料 蟹肉、香米、鸡蛋、葱花各适量。
调 料 姜汁、葱汁、盐、胡椒粉、麻油各适量。

制作方法

① 蟹肉洗净切碎，鸡蛋打散，香米淘洗干净。

② 水烧热，下香米烧开煮20分钟，下蟹肉、姜汁、葱汁、胡椒粉、盐熬成粥，倒入蛋液微煮，淋麻油搅匀，撒上葱花即成。

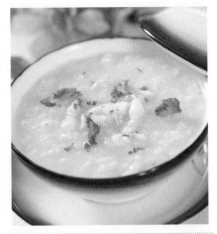

虾肉粥

适合人群：儿童

材 料 粳米、糯米、虾肉、红椒、青笋各适量。
调 料 虾油、姜汁、葱汁、盐各适量。

制作方法

① 虾肉洗净切丁；青笋洗净切丁；红椒洗净切粒；粳米、糯米分别洗净。

② 水烧热，下粳米、糯米烧沸，下青笋丁、姜汁、葱汁煮至米无硬心，再下虾肉丁、虾油、红椒粒、盐，熬成粥即成。

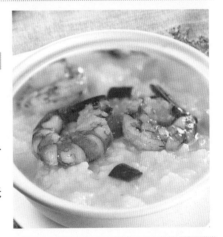

生滚鳝鱼粥

适合人群：男性

材 料 鳝鱼100克，大米50克，红枣1颗。
调 料 姜、葱、盐各适量。

制作方法

① 鳝鱼洗净切片；姜洗净切丝；葱洗净切花；红枣洗净切丝；大米洗净。② 锅上火，注入水，加油、姜丝、枣丝煮开，再放米煮开后，转慢火熬煮，至大米熟软时，放鳝鱼片，继续熬至米成糊状时，调入盐，撒葱花拌匀即可。

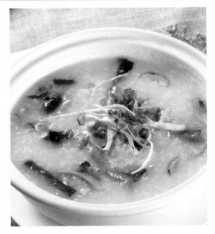

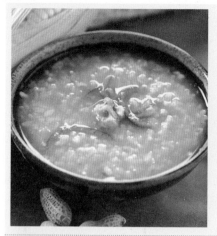

陈皮核桃粥

适合人群：青少年

材 料 粳米150克，陈皮6克，核桃仁20克。
调 料 冰糖10克，色拉油5克，冷水1500毫升。

制作方法

❶粳米淘净，用冷水浸泡半小时，沥干水分备用。❷陈皮用冷水润透，切丝。❸核桃仁炸香，捞起备用。❹将粳米放入锅内，加入约1500毫升冷水，置旺火上烧沸，再用小火熬煮至八成熟时，加入陈皮丝、核桃仁、冰糖搅匀，继续煮至粳米软烂，即可盛起食用。

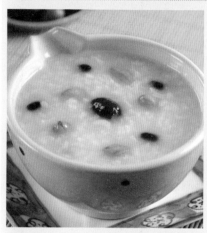

红豆花生红枣粥

适合人群：青少年

材 料 粳米100克，红豆50克，花生仁50克，红枣5颗。
调 料 白糖10克，冷水1500毫升。

制作方法

❶红豆、花生仁洗净，用冷水浸泡回软。❷红枣洗净，剔去枣核。❸粳米淘洗干净，用冷水浸泡半小时，捞出，沥干水分。❹锅中加入约1500毫升冷水，放入红豆、花生仁、粳米，旺火煮沸后，放入红枣，再改用小火慢熬至粥成，以白糖调味即可。

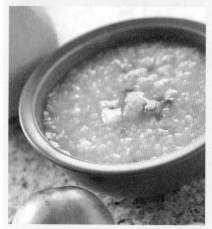

虾仁蜜桃粥

适合人群：青少年

材 料 粳米100克，虾仁30克，水蜜桃半个，苹果半个，小黄瓜1根，奶油球2个。
调 料 盐1克，白糖3克，冷水1000毫升。

制作方法

❶将水蜜桃、苹果和小黄瓜洗净，切成丁。❷虾仁洗净备用。❸粳米洗净、用冷水浸泡好，放入锅中加入冷水，用旺火烧沸后，改用小火慢煮成稀粥。❹将虾仁、水果丁放入粥中，煮至虾仁熟透，加入奶油球、盐、白糖调味，即可盛起食用。

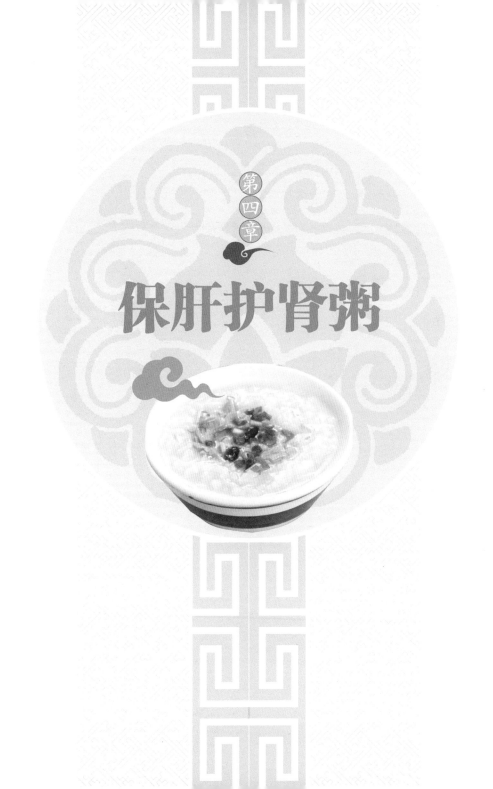

第四章

保肝护肾粥

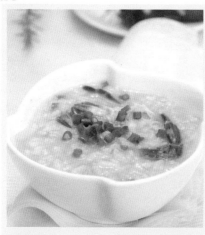

美味蟹肉粥

适合人群：男性

材 料 鲜湖蟹 1 只，大米 100 克。

调 料 盐 3 克，味精 2 克，姜末、白醋、酱油、葱花少许。

制作方法

① 大米淘洗干净；鲜湖蟹洗净后蒸熟。

② 锅置火上，放入大米，加适量清水煮至八成熟。

③ 放入湖蟹、姜末煮至米粒开花，加盐、味精、酱油、白醋调匀，撒上葱花即可。

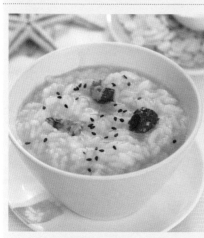

红枣首乌芝麻粥

适合人群：老年人

材 料 红枣 20 克，何首乌 10 克，黑芝麻少许，大米 100 克。

调 料 红糖 10 克。

制作方法

① 何首乌入锅，倒入一碗水熬至半碗，去渣待用；红枣去核洗净；大米泡发洗净。② 锅置火上，注水后，放入大米，用大火煮至米粒绽开。③ 倒入何首乌汁，放入红枣、黑芝麻，用小火煮至粥成闻见香味，放入红糖调味即可。

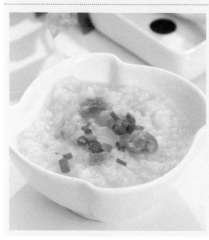

百合桂圆薏米粥

适合人群：老年人

材 料 百合、桂圆肉各 25 克，薏米 100 克。

调 料 白糖 5 克，葱花少许。

制作方法

① 薏米洗净，放入清水中浸泡；百合、桂圆肉洗净。

② 锅置火上，放入薏米，加适量清水煮至粥将成。

③ 放入百合、桂圆肉煮至米烂，加白糖稍煮后调匀，撒葱花即可。

甜瓜西米粥

适合人群：男性

材 料 甜瓜、胡萝卜、豌豆各 20 克，西米 70 克。
调 料 白糖 4 克。

制作方法

① 西米泡发洗净；甜瓜、胡萝卜均洗净，切丁；豌豆洗净。

② 锅置火上，倒入清水，放入西米、甜瓜、胡萝卜、豌豆一同煮开。

③ 待煮至浓稠状时，调入白糖拌匀即可。

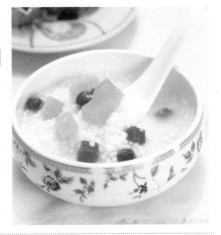

黄花菜瘦肉枸杞粥

适合人群：老年人

材 料 干黄花菜 50 克，猪瘦肉 100 克，枸杞少许，大米 80 克。
调 料 盐、味精、葱花各适量。

制作方法

① 猪瘦肉洗净，切丝；干黄花菜用温水泡发，切成小段；枸杞洗净；大米淘净，浸泡半小时后捞出沥干水分。② 锅中注水，下入大米、枸杞，武火烧开，改中火，下入猪瘦肉、黄花菜、姜末，煮至猪瘦肉变熟。文火将粥熬好，调入盐、味精调味，撒上葱花即可。

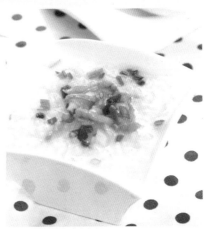

板栗花生猪腰粥

适合人群：男性

材 料 猪腰 50 克，板栗 45 克，花生米 30 克，糯米 80 克。
调 料 盐 3 克，鸡精 1 克，葱花少许。

制作方法

① 糯米淘净，浸泡 3 小时；花生米洗净；板栗去壳、去皮；猪腰洗净，剖开，除去腰臊，打上花刀，再切成薄片。② 锅中注水，放入糯米、板栗、花生米旺火煮沸。③ 待米粒开花，放入腌好的猪腰，慢火熬至猪腰变熟，加盐、鸡精调味，撒入葱花即可。

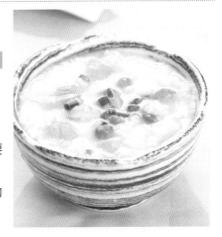

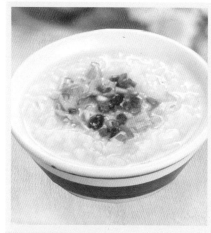

猪腰枸杞大米粥

适合人群：男性

材　料 猪腰80克，枸杞10克，白茅根15克，大米120克。
调　料 盐3克，鸡精2克，葱花5克。

制作方法

① 猪腰洗净，去腰臊，切花刀；白茅根洗净，切段；枸杞洗净；大米淘净，泡好。② 大米放入锅中，加水，旺火煮沸，下入白茅根、枸杞，中火熬煮。③ 等米粒开花，放入猪腰，转小火，待猪腰变熟，加盐、鸡精调味，撒上葱花即可。

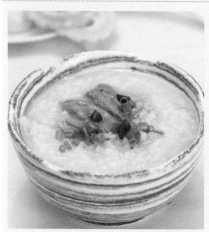

猪肉鸡肝粥

适合人群：男性

材　料 大米80克，鸡肝100克，猪肉120克。
调　料 盐3克，味精1克，葱花少许。

制作方法

① 大米淘净，泡半小时；鸡肝用水泡洗干净，切片；猪肉洗净，剁成末，用料酒略腌渍。② 大米放入锅中，放适量清水，煮至粥将成时，放入鸡肝、肉末，转中火熬煮。③ 待熬煮成粥，加入盐、味精调味，撒上葱花即可。

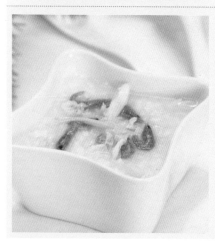

虾米包菜粥

适合人群：男性

材　料 大米100克，包菜、小虾米各20克。
调　料 盐3克，味精2克，姜丝、胡椒粉各适量。

制作方法

① 大米洗净，放入清水中浸泡；包菜洗净切细丝；小虾米洗净。
② 锅置火上，注入清水，放入大米，煮至五成熟。
③ 放入小虾米、姜丝煮至粥将成，放入包菜稍煮，加盐、味精、胡椒粉调匀即成。

刺五加粥

适合人群：老年人

材 料 刺五加适量，大米 80 克。

调 料 白糖 3 克。

制作方法

① 大米泡发洗净；刺五加洗净，装入纱布袋中。

② 锅置火上，倒入清水，放入大米，以大火煮至米粒开花。

③ 再下入装有刺五加的纱布袋同煮至浓稠状，拣出纱布袋，调入白糖拌匀即可。

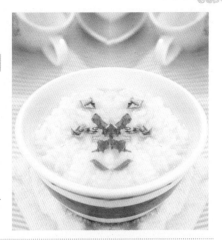

当归桂枝红参粥

适合人群：女性

材 料 当归、桂枝、红参、甘草、红枣各适量，大米 100 克。

调 料 盐 2 克，葱少许。

制作方法

① 将桂枝、红参、当归、甘草入锅，倒入两碗水熬至一碗待用；大米洗净；葱洗净，切花。② 锅置火上，注水后，放入大米用大火煮至米粒开花，放入红枣同煮。③ 倒入熬好的汤汁，改用小火熬至粥浓稠闻见香味时，放入盐调味，撒上葱花即可。

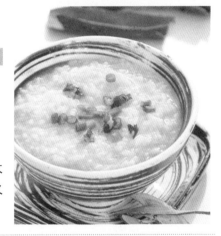

鹿茸粥

适合人群：老年人

材 料 大米 100 克，鹿茸适量。

调 料 盐 2 克，葱花适量。

制作方法

① 大米洗净，浸泡半小时后捞出沥干水分，备用；鹿茸洗净，倒入锅中，加水煮好，取汁待用。② 锅置火上，加入适量清水，倒入煮好的汁，放入大米，以大火煮至米粒开花。③ 再转小火续煮至浓稠状，调入盐拌匀即可。

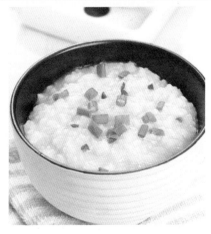

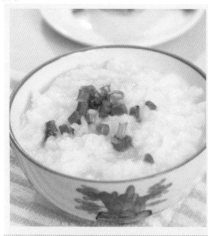

天冬米粥

适合人群：男性

材 料 天门冬适量，大米100克。

调 料 白糖3克，葱5克。

制作方法

① 大米泡发洗净；天门冬洗净；葱洗净，切圈。

② 锅置火上，倒入清水，放入大米，以大火煮开。

③ 加入天门冬煮至粥呈浓稠状，撒上葱花，调入白糖拌匀即可。

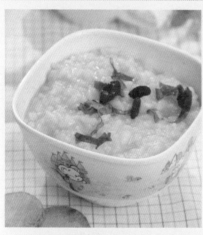

泽泻枸杞粥

适合人群：老年人

材 料 泽泻适量，枸杞适量，大米80克。

调 料 盐1克。

制作方法

① 大米泡发洗净；枸杞洗净；泽泻洗净，加水煮好，取汁待用。

② 锅置火上，加入适量清水，放入大米、枸杞以大火煮开。

③ 再倒入熬煮好的泽泻汁，以小火煮至浓稠状，调入盐拌匀即可。

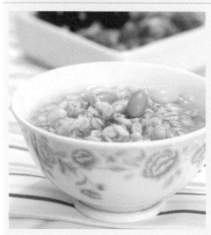

双豆麦片粥

适合人群：老年人

材 料 黄豆、毛豆各20克，大米、麦片各40克。

调 料 白糖3克。

制作方法

① 大米、麦片、黄豆、毛豆均泡发洗净。

② 锅置火上，倒入水，放入大米、麦片、黄豆、毛豆，以大火煮开。

③ 待煮至浓稠状，调入白糖拌匀即可。

黑米黑豆莲子粥

适合人群：老年人

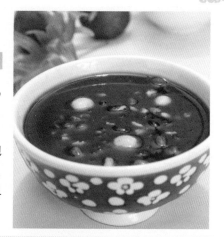

材 料 糙米40克，燕麦30克，黑米、黑豆、红豆、莲子各20克。
调 料 白糖5克。

制作方法

❶ 糙米、黑米、黑豆、红豆、燕麦均洗净，泡发；莲子洗净，泡发后，挑去莲心。❷ 锅置火上，加入适量清水，放入糙米、黑豆、黑米、红豆、莲子、燕麦开大火煮沸。❸ 最后转小火煮至各材料均熟，粥呈浓稠状时，调入白糖拌匀即可。

黑米红豆茉莉粥

适合人群：女性

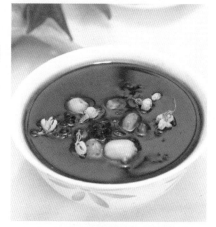

材 料 黑米50克，红豆30克，茉莉花适量，莲子、花生仁各20克。
调 料 白糖5克。

制作方法

❶ 黑米、红豆均泡发洗净；莲子、花生仁、茉莉花均洗净。
❷ 锅置火上，倒入清水，放入黑米、红豆、莲子、花生仁煮开。
❸ 加入茉莉花同煮至浓稠状，调入白糖拌匀即可。

生滚猪肝粥

适合人群：老年人

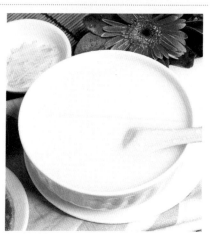

材 料 米30克，猪肝20克。
调 料 姜末3克，蒜末3克，盐2克，调和油2克，味精2克。

制作方法

❶ 猪肝洗净切片，入锅煮熟，捞出待用。
❷ 米洗净加适量水，熬30分钟至成粥。
❸ 将猪肝片和调味料倒入粥中，调匀，再煲1~2分钟使粥入味即可。

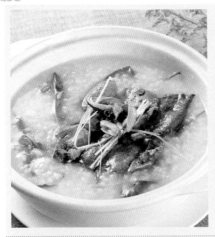

枸杞猪肝粥

适合人群：男性

材 料 猪肝、枸杞叶、红枣、大米各适量。
调 料 盐、淀粉、姜丝、葱花各适量。

制作方法

① 猪肝洗净切片，调入盐、淀粉稍腌渍；枸杞叶洗净，红枣洗净切丝。

② 水烧开，放姜丝和红枣丝烧开，加入米，煲至锅中米粒开花时，放入猪肝片，至米成糊状时，加盐，放枸杞叶，撒葱花即可。

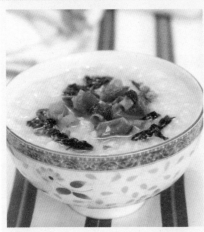

猪肉紫菜粥

适合人群：男性

材 料 大米100克，紫菜少许，猪肉30克，皮蛋1个。
调 料 盐3克，麻油、胡椒粉、葱花、枸杞各适量。

制作方法

① 大米洗净，放入清水中浸泡；猪肉洗净切末；皮蛋去壳，洗净切丁；紫菜泡发后撕碎。② 锅置火上，注入清水，放入大米煮至五成熟。③ 放入猪肉、皮蛋、紫菜、枸杞煮至米粒开花，加盐、麻油、胡椒粉调匀，撒上葱花即可。

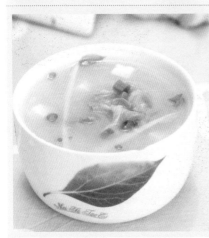

羊肉山药粥

适合人群：男性

材 料 羊肉100克，山药60克，大米80克。
调 料 姜丝3克，葱花2克，盐3克，胡椒粉适量。

制作方法

① 羊肉洗净切片；大米淘净，泡半小时；山药洗净，去皮切丁。

② 锅中注水，下入大米、山药，煮开，再下入羊肉、姜丝，改中火熬煮半小时。

③ 慢火熬煮成粥，加盐、胡椒粉调味，撒入葱花即可。

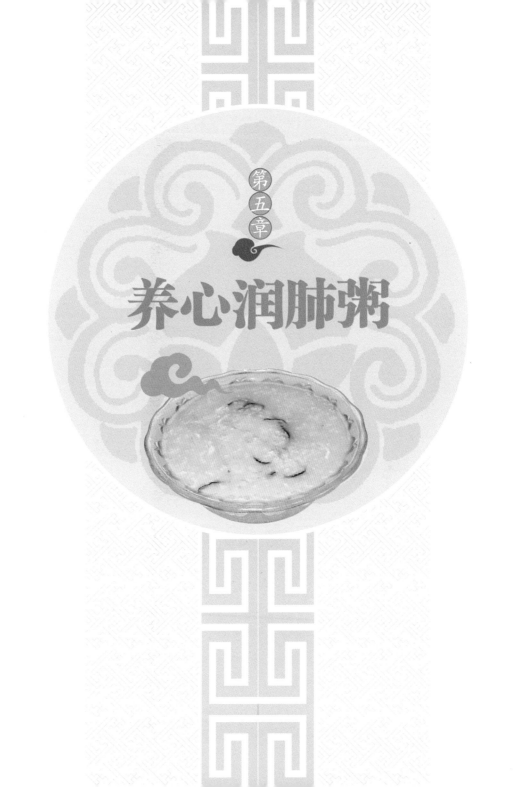

第五章

养心润肺粥

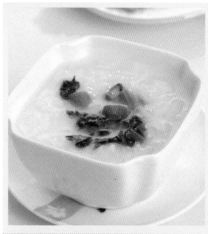

小白菜萝卜粥

适合人群：老年人

材 料 小白菜30克，胡萝卜少许，大米100克。
调 料 盐3克，味精少许，香油适量。

制作方法

① 小白菜洗净，切丝；胡萝卜洗净，切小块；大米泡发洗净。

② 锅置火上，注水后，放入大米，用大火煮至米粒绽开。

③ 放入胡萝卜、小白菜，用小火煮至粥成，放入盐、味精，滴入香油即可食用。

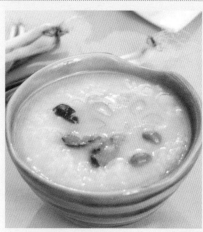

莲藕糯米甜粥

适合人群：孕产妇

材 料 鲜藕、花生、红枣各15克，糯米90克。
调 料 白糖6克。

制作方法

① 糯米泡发洗净；莲藕洗净，切片；花生洗净；红枣去核洗净。

② 锅置火上，注入清水，放入糯米、藕片、花生、红枣，用大火煮至米粒完全绽开。

③ 改用小火煮至粥成，加入白糖调味即可。

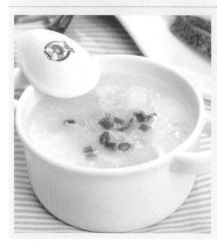

糯米银耳粥

适合人群：男性

材 料 糯米80克，银耳50克，玉米10克。
调 料 白糖5克，葱少许。

制作方法

① 银耳泡发洗净；糯米洗净，玉米洗净；葱洗净，切花。

② 锅置火上，注入清水，放入糯米煮至米粒开花后，放入银耳、玉米。

③ 用小火煮至粥呈浓稠状时，调入白糖入味，撒上葱花即可。

柿饼菜粥

适合人群：女性

材 料 柿饼适量，青菜 10 克，大米 100 克。
调 料 白糖 5 克。

制作方法

① 大米洗净，泡发半小时后捞出沥干水分，备用；柿饼洗净，切碎；青菜洗净，切成细丝。

② 锅置火上，倒入清水，放入大米，以大火煮开。

③ 加入柿饼同煮至浓稠状，再下入青菜丝，调入白糖拌匀即可。

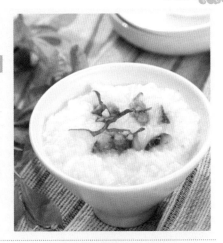

肉丸香粥

适合人群：男性

材 料 猪肉丸子 120 克，大米 80 克。
调 料 葱花 3 克，姜末 5 克，盐 3 克，味精适量。

制作方法

① 大米淘净，泡半小时；猪肉丸子洗净，切小块。

② 锅中注水，下入大米，大火烧开，改中火，放猪肉丸子、姜末，煮至肉丸变熟。

③ 改小火，将粥熬好，加盐、味精调味，撒上葱花即可。

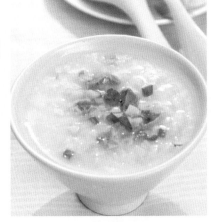

枸杞牛肉莲子粥

适合人群：男性

材 料 牛肉 100 克，枸杞 30 克，莲子 50 克，大米 80 克。
调 料 盐 3 克，鸡精 2 克，葱花适量。

制作方法

① 牛肉洗净，切片；莲子洗净，浸泡后，挑去莲心；枸杞洗净；大米淘净，泡半小时。② 大米入锅，加适量清水，旺火烧沸，下入枸杞、莲子，转中火熬煮至米粒开花。③ 放入牛肉片，用慢火将粥熬出香味，加盐、鸡精调味，撒上葱花即可。

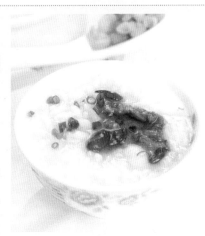

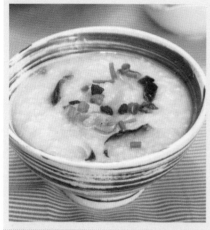

鸭肉菇杞粥

适合人群：男性

材 料 鸭肉80克，冬菇30克，枸杞10克，大米120克。
调 料 料酒5克，生抽4克，盐3克，葱花适量。

制作方法

1 大米淘净泡好；冬菇泡发洗净，切片；枸杞洗净；鸭肉洗净切块，用料酒、生抽腌制。2 油锅烧热，放入鸭肉过油盛出；锅加清水，放入大米旺火煮沸，下入冬菇、枸杞，转中火熬煮至米粒开花。3 下入鸭肉，将粥熬煮至浓稠，调入盐、味精调味，撒上葱花即可。

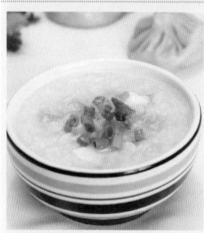

白菜鸡蛋大米粥

适合人群：女性

材 料 大米100克，白菜30克，鸡蛋1个。
调 料 盐3克，香油、葱花适量。

制作方法

1 大米淘洗干净，放入清水中浸泡；白菜洗净切丝；鸡蛋煮熟后切碎。
2 锅置火上，注入清水，放入大米煮至粥将成。
3 放入白菜、鸡蛋煮至粥黏稠时，加盐、香油调匀，撒上葱花即可。

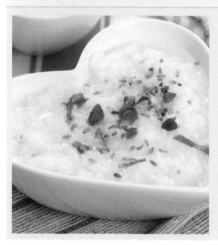

柏仁大米粥

适合人群：老年人

材 料 柏子仁适量，大米80克。
调 料 盐1克。

制作方法

1 大米泡发洗净；柏子仁洗净。
2 锅置火上，倒入清水，放入大米，以大火煮至米粒开花。
3 加入柏子仁，以小火煮至浓稠状，调入盐拌匀即可。

茯苓莲子粥

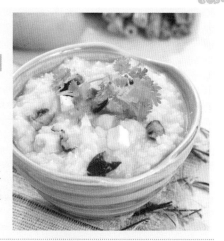

适合人群：孕产妇

材　料 大米100克，茯苓、红枣、莲子各适量。
调　料 白糖、红糖各3克。

制作方法

①大米泡发洗净；红枣洗净，切成小块；茯苓洗净；莲子洗净，泡发后去除莲心。②锅置火上，倒入适量清水，放入大米，以大火煮至米粒开花。③加入茯苓、莲子同煮至熟，再加入红枣，以小火煮至浓稠状，调入白糖、红糖拌匀即可。

枸杞麦冬花生粥

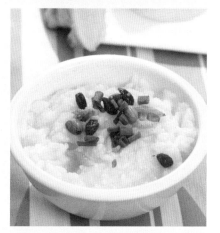

适合人群：女性

材　料 花生米30克，大米80克，枸杞、麦冬各适量。
调　料 白糖3克。

制作方法

①大米洗净，放入冷水中浸泡1小时后，捞出备用；枸杞、花生米、麦冬均洗净。②锅置火上，放入大米，倒入清水煮至米粒开花，放入花生米、麦冬同煮。③待粥至浓稠状时，放入枸杞煮片刻，调入白糖拌匀即可。

红豆枇杷粥

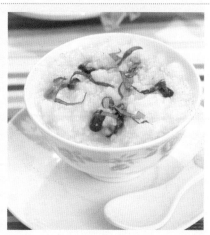

适合人群：儿童

材　料 红豆80克，枇杷叶15克，大米100克。
调　料 盐2克。

制作方法

①大米泡发洗净；枇杷叶刷洗净绒毛，切丝；红豆泡发洗净。
②锅置火上，倒入清水，放入大米、红豆，以大火煮至米粒开花。
③下入枇杷叶，再转小火煮至粥呈浓稠状，调入盐拌匀即可。

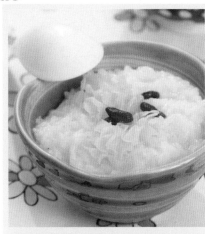

银耳枸杞粥

适合人群：孕产妇

材 料 银耳 30 克，枸杞 10 克，稀粥 1 碗。
调 料 白糖 3 克。

制作方法

① 银耳泡发，洗净，摘成小朵备用；枸杞用温水泡发至回软，洗净，捞起。

② 锅置火上，加入适量开水，倒入稀粥搅匀。

③ 放入银耳、枸杞同煮至各材料均熟，调入白糖搅匀即可。

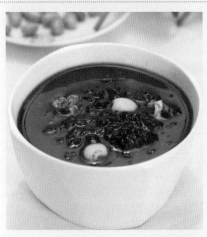

核桃莲子黑米粥

适合人群：孕产妇

材 料 黑米 80 克，莲子、核桃仁各适量。
调 料 白糖 4 克。

制作方法

① 黑米泡发洗净；莲子去心洗净；核桃仁洗净。

② 锅置火上，倒入清水，放入黑米、莲子煮开。

③ 加入核桃仁同煮至浓稠状，调入白糖拌匀即可。

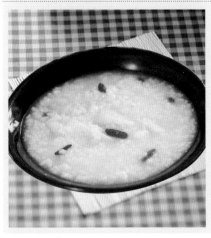

贡梨粥

适合人群：老年人

材 料 贡梨、米各 50 克，枸杞 15 克。
调 料 白糖、红枣丁各少许。

制作方法

① 贡梨洗净去皮切块，米淘洗干净，枸杞洗净泡发。

② 锅中注水烧开，放入米、枸杞、红枣丁大火煮开。

③ 转用小火煲至米粒软烂，加入梨块煮 5 分钟，调入白糖即可。

白果鸡丝粥

适合人群：女性

材 料 大米 300 克，鸡肉 100 克，水发香菇 20 克。
调 料 盐适量，参须 1 根，白果 15 克。

制作方法

① 水发香菇洗净，切丝；参须洗净；白果去外皮洗净；鸡肉入锅中煮熟，捞出撕成丝。

② 大米洗净，入锅加水，再加白果、参须、香菇丝煲至粥将成时，加鸡肉丝与盐，再煮 5 分钟。

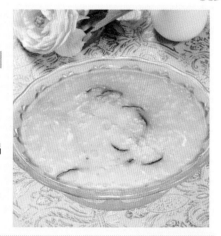

萝卜糯米燕麦粥

适合人群：男性

材 料 燕麦片、糯米各 40 克，胡萝卜 30 克。
调 料 白糖 4 克。

制作方法

① 糯米洗净，浸于冷水中浸泡半小时后捞出沥干水分；燕麦片洗净备用；胡萝卜洗净切丁。

② 锅置火上，倒入适量清水，放入糯米与燕麦片后以大火煮开。

③ 再加入胡萝卜同煮至粥呈浓稠状，调入白糖拌匀即可。

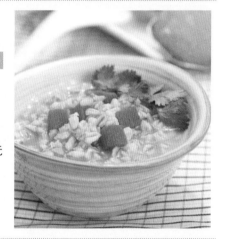

双瓜糯米粥

适合人群：老年人

材 料 南瓜、黄瓜各适量，糯米粉 20 克，大米 90 克。
调 料 盐 2 克。

制作方法

① 大米泡发洗净；南瓜去皮洗净后切小块；黄瓜洗净切小块；糯米粉加适量温水搅匀成糊。② 锅置火上，注入清水，放入大米、南瓜煮至米粒绽开后，再放入搅成糊的糯米粉稍煮。③ 下入黄瓜，改用小火煮至粥成，调入盐入味，即可食用。

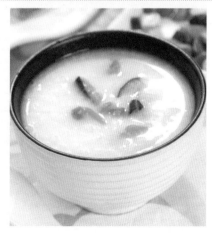

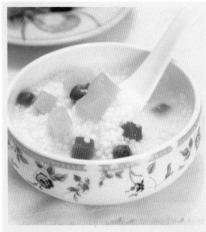

甜瓜西米粥

适合人群：儿童

材 料 甜瓜、胡萝卜、豌豆各20克，西米70克。
调 料 白糖4克。

制作方法

① 西米泡发洗净；甜瓜、胡萝卜均洗净切丁；豌豆洗净。

② 锅置火上，倒入清水，放入西米、甜瓜、胡萝卜、豌豆一同煮开。

③ 待煮至浓稠状时，调入白糖拌匀即可。

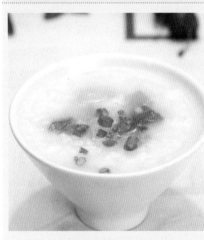

雪梨双瓜粥

适合人群：男性

材 料 雪梨、木瓜、西瓜各适量，大米80克。
调 料 白糖5克，葱少许。

制作方法

① 大米泡发洗净；雪梨、木瓜去皮洗净后切小块；西瓜洗净取瓤；葱洗净切花。 ② 锅置火上，注入水，放入大米，用大火煮至米粒开花后，放入雪梨、木瓜、西瓜同煮。 ③ 煮至粥浓稠时，调入白糖入味，撒上葱花即可。

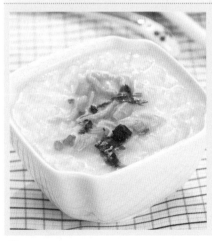

青菜罗汉果粥

适合人群：男性

材 料 大米100克，猪肉50克，罗汉果1个，青菜20克。
调 料 盐3克，鸡精1克。

制作方法

① 猪肉洗净切丝；青菜洗净切碎；大米淘净泡好；罗汉果打碎后，下入锅中煎煮汁液。 ② 锅中加入适量清水，下入大米，旺火煮开，改中火，下入猪肉，煮至猪肉变熟。 ③ 倒入罗汉果汁，改小火，放入青菜，熬至粥成，下入盐、鸡精调味即可。

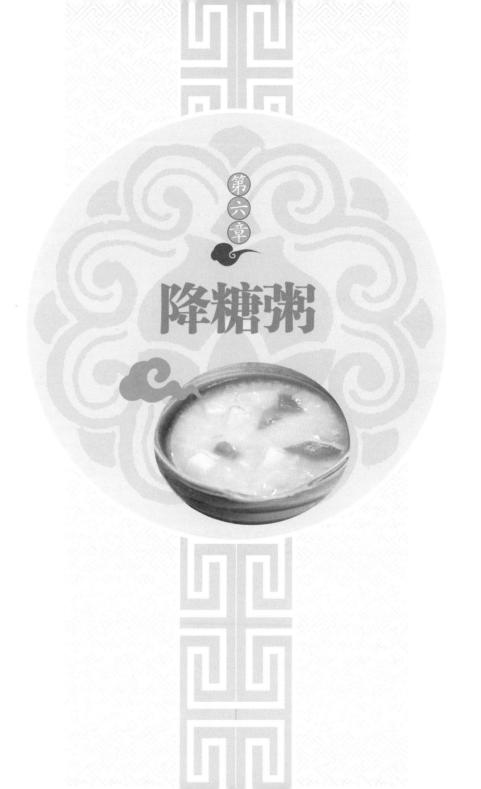

第六章

降糖粥

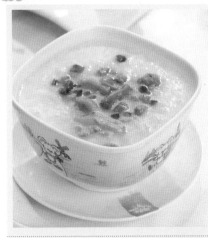

萝卜干肉末粥

适合人群：老年人

材 料 萝卜干60克，猪肉100克，大米60克。

调 料 盐3克，味精1克，姜末5克，葱花少许。

制作方法

① 萝卜干洗净，切段；猪肉洗净，剁粒；大米洗净。

② 锅中注水，放入大米、萝卜干烧开，改中火，下入姜末、猪肉粒，煮至猪肉熟。

③ 改小火熬至粥浓稠，下入盐、味精调味，撒上葱花即可。

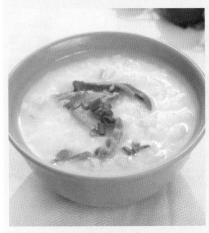

生姜猪肚粥

适合人群：女性

材 料 猪肚120克，大米80克，生姜30克。

调 料 盐3克，味精2克，料酒5克，葱花、香油适量。

制作方法

① 生姜洗净，去皮，切末；大米淘净，浸泡半小时；猪肚洗净，切条，用盐、料酒腌制。② 锅中注水，放入大米，旺火烧沸，下入腌好的猪肚、姜末，中火熬煮至米粒开花。③ 改小火熬至粥浓稠，加盐、味精调味，滴入香油，撒上葱花即可。

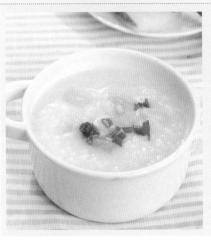

冬瓜银杏姜粥

适合人群：男性

材 料 冬瓜25克，银杏20克，姜末少许，大米100克，高汤半碗。

调 料 盐2克，胡椒粉3克，葱少许。

制作方法

① 银杏去壳、皮，洗净；冬瓜去皮洗净，切块；大米洗净，泡发；葱洗净，切花。② 锅置火上，注入水后，放入大米、银杏，用旺火煮至米粒完全开花。③ 再放入冬瓜、姜末，倒入高汤，改用文火煮至粥成，调入盐、胡椒粉入味，撒上葱花即可。

南瓜菠菜粥

适合人群：女性

材 料 南瓜、菠菜、豌豆各50克，大米90克。
调 料 盐3克，味精少许。

制作方法

①南瓜去皮洗净，切丁；豌豆洗净；菠菜洗净，切成小段；大米泡发洗净。②锅置火上，注入适量清水后，放入大米用大火煮至米粒绽开。再放入南瓜、豌豆，改用小火煮至粥浓稠，最后下入菠菜再煮3分钟，调入盐、味精搅匀入味即可。

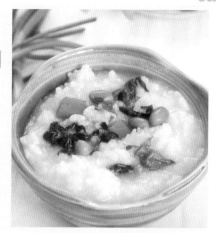

南瓜山药粥

适合人群：老年人

材 料 南瓜、山药各30克，大米90克。
调 料 盐2克。

制作方法

①大米洗净，泡发1小时备用；山药、南瓜去皮洗净，切块。
②锅置火上，注入清水，放入大米，开大火煮至沸。
③再放入山药、南瓜煮至米粒绽开，改用小火煮至粥成，加盐入味即可。

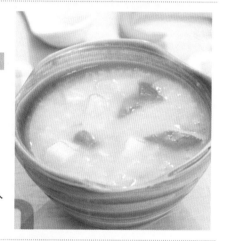

南瓜木耳粥

适合人群：男性

材 料 黑木耳15克，南瓜20克，糯米100克。
调 料 盐3克，葱少许。

制作方法

①糯米洗净，浸泡半小时后捞出沥干水分；黑木耳泡发洗净，切丝；南瓜去皮洗净，切成小块；葱洗净，切花。②锅置火上，注入清水，放入糯米、南瓜用大火煮至米粒绽开后，再放入黑木耳。
③用小火煮至粥成后，加盐搅匀入味，撒上葱花即可。

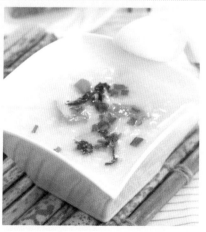

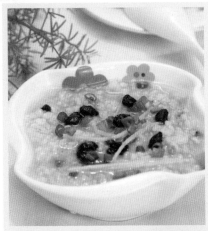

豆豉葱姜粥

适合人群：男性

材 料 黑豆豉、葱、红辣椒、姜各适量，糙米100克。
调 料 盐3克，香油少许。

制作方法

①糙米洗净，泡发半小时；红辣椒、葱洗净，切圈；姜洗净，切丝；黑豆豉洗净。②锅置火上，注入清水后，放入糙米煮至米粒绽开，再放入黑豆豉、红辣椒、姜丝。③用小火煮至粥成，加盐入味，滴入香油，撒上葱花即可食用。

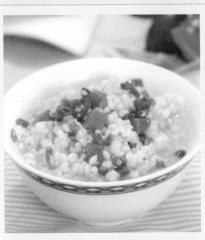

高粱胡萝卜粥

适合人群：老年人

材 料 高粱米80克，胡萝卜30克。
调 料 盐3克，葱2克。

制作方法

①高粱米洗净，泡发备用；胡萝卜洗净，切丁；葱洗净，切花。
②锅置火上，加入适量清水，放入高粱米煮至开花。
③再加入胡萝卜煮至粥黏稠且冒气泡，调入盐，撒上葱花即可。

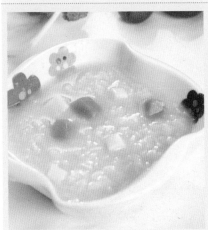

山药鸡蛋南瓜粥

适合人群：男性

材 料 山药30克，鸡蛋黄1个，南瓜20克，粳米90克。
调 料 盐2克，味精1克。

制作方法

①山药去皮洗净，切块；南瓜去皮洗净，切丁；粳米泡发洗净。
②锅内注水，放入粳米，用大火煮至米粒绽开，放入鸡蛋黄、南瓜、山药。
③改用小火煮至粥成、闻见香味时，放入盐、味精调味即成。

山药芝麻小米粥

适合人群：女性

材 料 山药、黑芝麻各适量，小米 70 克。
调 料 盐 2 克，葱 8 克。

制作方法

① 小米泡发洗净；山药洗净，切丁；黑芝麻洗净；葱洗净，切花。

② 锅置火上，倒入清水，放入小米、山药煮开。

③ 加入黑芝麻同煮至浓稠状，调入盐拌匀，撒上葱花即可。

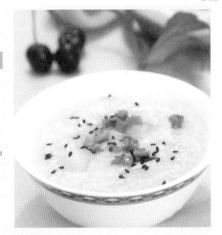

生姜红枣粥

适合人群：女性

材 料 生姜 10 克，红枣 30 克，大米 100 克。
调 料 盐 2 克，葱 8 克。

制作方法

① 大米泡发洗净，捞出备用；生姜去皮，洗净，切丝；红枣洗净，去核，切成小块；葱洗净，切花。

② 锅置火上，加入适量清水，放入大米，以大火煮至米粒开花。

③ 再加入生姜、红枣同煮至浓稠，调入盐拌匀，撒上葱花即可。

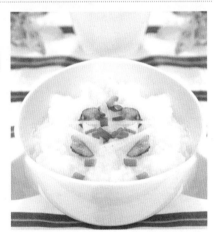

生姜辣椒粥

适合人群：男性

材 料 生姜、红辣椒各 20 克，大米 100 克。
调 料 盐 3 克，葱少许。

制作方法

① 大米泡发洗净；红辣椒洗净，切圈；生姜洗净，切丝；葱洗净，切花。

② 锅置火上，注入清水后，放入大米煮至米粒开花，放入辣椒、姜丝。

③ 用小火煮至粥浓稠，调入盐入味，撒上葱花即可食用。

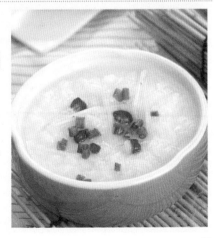

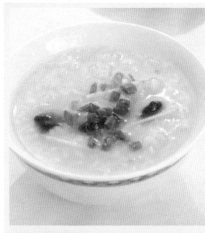

双菌姜丝粥

适合人群：老年人

材 料 茶树菇、金针菇各15克，姜丝适量，大米100克。
调 料 盐2克，味精1克，香油适量，葱少许。

制作方法

❶茶树菇、金针菇泡发洗净；姜丝洗净；大米淘洗干净；葱洗净，切花。❷锅置火上，注入水后，放入大米用旺火煮至米粒完全绽开。放入茶树菇、金针菇、姜丝，用文火煮至粥成，加入盐、味精、香油调味，撒上葱花即可。

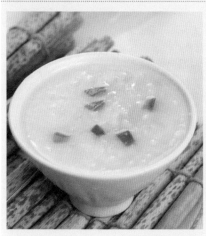

土豆芦荟粥

适合人群：女性

材 料 土豆30克，芦荟10克，大米90克。
调 料 盐3克。

制作方法

❶大米洗净，泡发半小时后捞起沥水；芦荟洗净，切片；土豆去皮洗净，切小块。
❷锅置火上，注水后，放入大米用大火煮至米粒绽开。
❸放入土豆、芦荟，用小火煮至粥成，调入盐入味，即可食用。

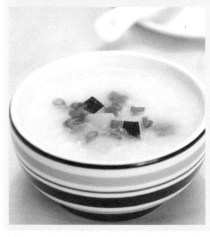

苹果萝卜牛奶粥

适合人群：男性

材 料 苹果、胡萝卜各25克，牛奶100克，大米100克。
调 料 白糖5克，葱花少许。

制作方法

❶胡萝卜、苹果洗净切小块；大米淘洗干净。
❷锅置火上，注入清水，放入大米煮至八成熟。
❸放入胡萝卜、苹果煮至粥将成，倒入牛奶稍煮，加白糖调匀，撒葱花便可。

瘦肉虾米冬笋粥

适合人群：男性

材 料 大米 150 克，猪瘦肉 50 克，虾米 30 克，冬笋 20 克。
调 料 盐 3 克，味精 1 克，葱花少许。

制作方法

①虾米洗净；猪瘦肉洗净，切丝；冬笋去壳，洗净，切片；大米淘净，浸泡半小时后捞出沥干水分，备用。②锅中放入大米，加入适量清水，旺火煮开，改中火，下入猪瘦肉、虾米、冬笋，煮至虾米变红。小火慢熬成粥，下入盐、味精调味，撒上葱花即可。

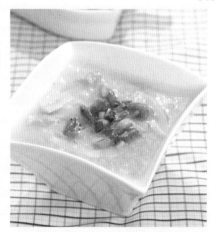

枸杞山药瘦肉粥

适合人群：老年人

材 料 山药 120 克，猪瘦肉 100 克，大米 80 克，枸杞 15 克。
调 料 盐 3 克，味精 1 克，葱花 5 克。

制作方法

①山药洗净，去皮，切块；猪瘦肉洗净，切块；枸杞洗净；大米淘净，泡半小时。②锅中注水，下入大米、山药、枸杞，大火烧开，改中火，下入猪瘦肉，煮至猪瘦肉变熟。③小火将粥熬好，调入盐、味精调味，撒上葱花即可。

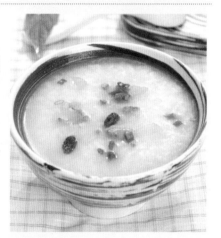

猪肝南瓜粥

适合人群：女性

材 料 猪肝 100 克，南瓜 100 克，大米 80 克。
调 料 葱花、料酒、盐、味精、香油各适量。

制作方法

①南瓜洗净，去皮，切块；猪肝洗净，切片；大米淘净，泡好。②锅中注水，下入大米，用旺火烧开，下入南瓜，转中火熬煮。③待粥快熟时，下入猪肝，加盐、料酒、味精，等猪肝熟透，淋香油，撒上葱花即可。

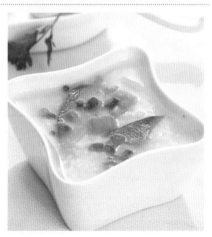

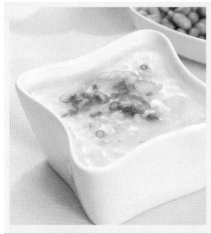

萝卜猪肚粥

适合人群：男性

材 料 猪肚100克，白萝卜110克，大米80克。

调 料 葱花、姜末、醋、胡椒粉、味精、盐、料酒、麻油各适量。

制作方法

①白萝卜洗净，去皮，切块；大米淘净，浸泡半小时；猪肚洗净，切条，用盐、料酒腌渍。②锅中注水，放入大米，旺火烧沸，下入腌好的猪肚、姜末，滴入醋，转中火熬煮。③下入白萝卜，慢熬成粥，再加盐、味精、胡椒粉调味，淋麻油，撒上葱花即可。

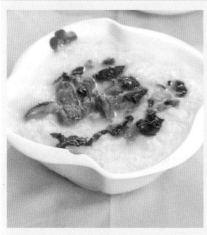

牛肉菠菜粥

适合人群：男性

材 料 牛肉80克，菠菜30克，红枣25克，大米120克。

调 料 姜丝3克，盐3克，胡椒粉适量。

制作方法

①菠菜洗净，切碎；红枣洗净，去核后，切成小粒；大米淘净，浸泡半小时；牛肉洗净，切片。

②锅中加适量清水，下入大米、红枣，大火烧开，下入牛肉，转中火熬煮。下入菠菜熬煮成粥，加盐、胡椒粉调味即可。

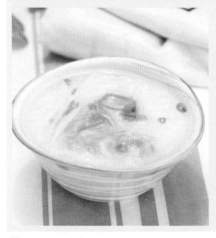

羊肉生姜粥

适合人群：男性

材 料 羊肉100克，生姜10克，大米80克。

调 料 葱花3克，盐2克，鸡精1克，胡椒粉适量。

制作方法

①生姜洗净，去皮，切丝；羊肉洗净，切片；大米淘净，备用。

②大米入锅，加适量清水，旺火煮沸，下入羊肉、姜丝，转中火熬煮至米粒开花。③改小火，待粥熬出香味，调入盐、鸡精、胡椒粉调味，撒入葱花即可。

火腿泥鳅粥

适合人群：男性

材 料 大米 80 克，泥鳅 50 克，火腿 20 克。
调 料 盐 3 克，料酒、胡椒粉、香油、香菜适量。

制作方法

① 大米淘洗干净，入清水浸泡；泥鳅洗净后切小段；火腿洗净，切片；香菜洗净切碎。② 油锅烧热，放入泥鳅段翻炒，烹入料酒、加盐，炒熟后盛出。锅置火上，注入清水，放入大米煮至五成熟；放入泥鳅段、火腿煮至米粒开花，加盐、胡椒粉、香油调匀，撒上香菜即可。

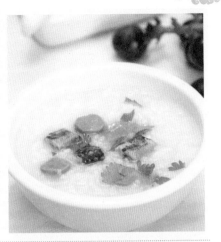

香葱虾米粥

适合人群：老年人

材 料 包菜叶、小虾米各 20 克，大米 100 克。
调 料 盐 3 克，味精 2 克，葱花、香油各适量。

制作方法

① 大米洗净，放入清水中浸泡；小虾米洗净；包菜叶洗净切细丝。
② 锅置火上，注入清水，放入大米煮至七成熟。
③ 放入虾米煮至米粒开花，放入包菜叶稍煮，加盐、味精、香油调匀，撒葱花即可。

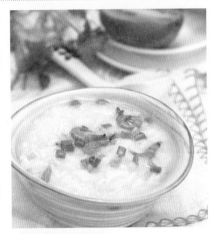

大米高良姜粥

适合人群：女性

材 料 大米 110 克，高良姜 15 克。
调 料 盐 3 克，葱少许。

制作方法

① 大米泡发洗净；高良姜润透，洗净，切片；葱洗净，切花。
② 锅置火上，注水后，放入大米、高良姜，用旺火煮至米粒开花。
③ 改用小火熬至粥成，放入盐调味，撒上葱花即成。

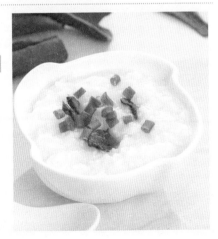

党参百合冰糖粥

适合人群：老年人

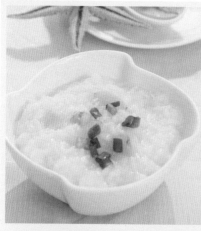

材 料 党参、百合各 20 克，大米 100 克。
调 料 冰糖 8 克。

制作方法

① 党参洗净，切成小段；百合洗净；大米洗净，泡发。

② 锅置火上，注水后，放入大米，用大火煮至米粒开花。

③ 放入党参、百合，用小火煮至粥成闻见香味时，放入冰糖调味即可。

肉桂米粥

适合人群：男性

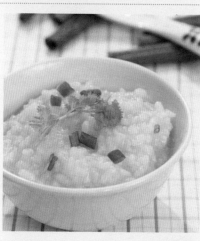

材 料 肉桂适量，大米 100 克。
调 料 白糖 3 克，葱花适量。

制作方法

① 大米泡发半小时后捞出沥干水分，备用；肉桂洗净，加水煮好，取汁待用。② 锅置火上，加入适量清水，放入大米，以大火煮开，再倒入肉桂汁。③ 以小火煮至浓稠状，调入白糖拌匀，再撒上葱花即可。

莲子山药粥

适合人群：女性

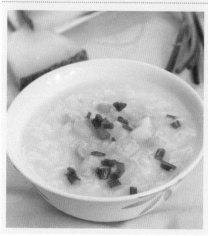

材 料 玉米 10 克，莲子 13 克，山药 20 克，粳米 80 克。
调 料 盐 3 克，葱少许。

制作方法

① 粳米、莲子泡发洗净；玉米洗净；山药去皮洗净，切块；葱洗净，切花。② 锅置火上，注水后，放入粳米用大火煮至米粒开花，放入玉米、莲子、山药同煮。③ 用小火煮至粥成，调入盐入味，撒上葱花即可食用。

竹叶地黄粥

适合人群：女性

材 料 竹叶、生地黄各适量，枸杞10克，大米100克、香菜少量。
调 料 盐2克。

制作方法

①大米泡发洗净；竹叶、生地黄均洗净，加适量清水熬煮，滤出渣叶，取汁待用；枸杞洗净备用。②锅置火上，加入适量清水，放入大米，以大火煮开，再倒入已经熬煮好的汁液、枸杞。以小火煮至粥呈浓稠状，调入盐拌匀，放入香菜即可。

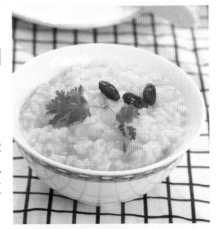

洋参红枣玉米粥

适合人群：老年人

材 料 大米100克，西洋参、红枣、玉米各20克。
调 料 盐3克，葱少许。

制作方法

①西洋参洗净，切段；红枣去核洗净，切开；玉米洗净；葱洗净，切花。②锅注水烧沸，放大米、玉米、红枣、西洋参，用大火煮至米粒绽开。③用小火煮至粥浓稠闻见香味时，放入盐调味，撒上少许葱即成。

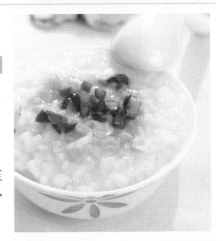

陈皮蚌肉粥

适合人群：老年人

材 料 粳米100克，蚌肉50克，皮蛋1个，陈皮6克。
调 料 姜末、葱末各3克，盐2克，冷水1000毫升。

制作方法

①陈皮烘干，研成细粉。②蚌肉洗净，剁成颗粒；皮蛋去皮，也剁成颗粒。③粳米淘洗干净，用冷水浸泡半小时，捞起。④锅中加入水和粳米，用旺火烧沸加入皮蛋粒、蚌肉粒，再用小火慢慢熬煮。⑤待粳米软烂时，加入姜末、葱末、盐调好味，再稍焖片刻，即可盛起食用。

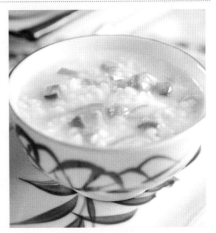

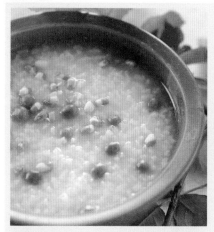

豌豆绿豆粥

适合人群：老年人

材 料 粳米100克，豌豆粒、绿豆各50克。
调 料 白糖20克，冷水1500毫升。

制作方法

1. 绿豆、粳米淘洗干净，分别用冷水浸泡发胀，捞出，沥干水分。
2. 豌豆粒洗净，焯水烫透备用。
3. 锅中加入约1500毫升冷水，先将绿豆放入，用旺火煮沸后，加入豌豆和粳米，改用小火慢煮。
4. 待粥将成时下入白糖，搅拌均匀，再稍焖片刻，即可盛起食用。

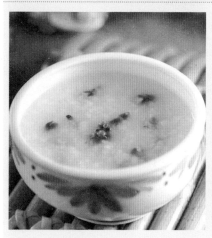

桃花粥

适合人群：老年人

材 料 粳米100克，桃花5朵，蜂蜜20克。
调 料 冷水1000毫升。

制作方法

1. 桃花择洗干净，晾干研末。
2. 粳米洗净，用冷水浸泡半小时，捞出，沥干水分。
3. 锅中加入约1000毫升冷水，将粳米放入，先用旺火烧沸，搅拌几下，改用小火熬煮成粥，然后加入桃花末、蜂蜜，略煮片刻，即可盛起食用。

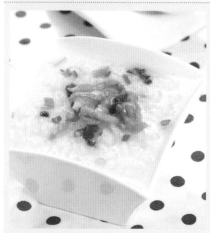

猪肉玉米粥

适合人群：男性

材 料 玉米50克，猪肉100克，枸杞适量，大米80克。
调 料 盐3克，味精1克，葱少许。

制作方法

1. 玉米拣尽杂质，用清水浸泡；猪肉洗净切丝；枸杞洗净；大米淘净泡好；葱洗净切花。
2. 锅中注水，下入大米和玉米煮开，改中火，放入猪肉、枸杞，煮至猪肉变熟。
3. 小火将粥熬化，调入盐、味精调味，撒上葱花即可。

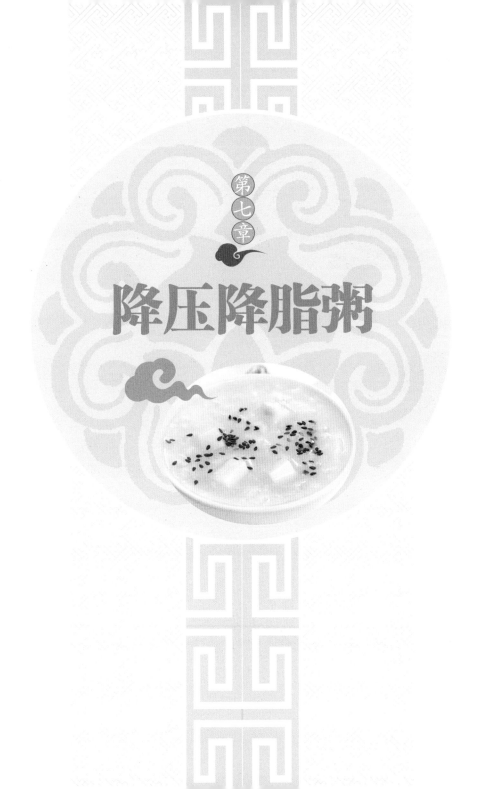

第七章

降压降脂粥

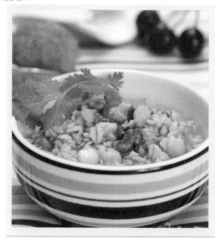

燕麦核桃仁粥

适合人群：男性

原材料 燕麦 50 克，核桃仁、玉米粒、鲜奶各适量。
调味料 白糖 3 克。

制作方法

1. 燕麦泡发洗净。
2. 锅置火上，倒入鲜奶，放入燕麦煮开。
3. 加入核桃仁、玉米粒同煮至浓稠状，调入白糖拌匀即可。

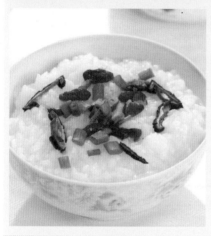

香菇枸杞养生粥

适合人群：老年人

材 料 糯米 80 克，水发香菇 20 克，枸杞 10 克，红枣 20 克。
调 料 盐 2 克。

制作方法

1. 糯米泡发洗净，浸泡半小时后捞出沥干水分；香菇洗净，切丝；枸杞洗净；红枣洗净，去核，切片。2. 锅置火上，放入糯米、枸杞、红枣、香菇，倒入清水煮至米粒开花。3. 再转小火，待粥至浓稠状时，调入盐拌匀即可。

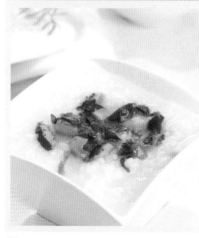

雪里蕻红枣粥

适合人群：男性

材 料 雪里蕻 10 克，干红枣 30 克，糯米 100 克。
调 料 白糖 5 克。

制作方法

1. 糯米淘洗干净，放入清水中浸泡；干红枣泡发后洗净；雪里蕻洗净后切丝。
2. 锅置火上，放入糯米，加适量清水煮至五成熟。
3. 放入红枣煮至米粒开花，放入雪里蕻、白糖稍煮，调匀后即可。

芋头芝麻粥

适合人群：男性

材 料 大米60克，鲜芋头20克，黑芝麻、玉米糁各适量。
调 料 白糖5克。

制作方法

①大米洗净，泡发半小时后，捞起沥干水分；芋头去皮洗净，切成小块。

②锅置火上，注入清水，放入大米、玉米糁、芋头用大火煮至熟后。

③再放入黑芝麻，改用小火煮至粥成，调入白糖即可食用。

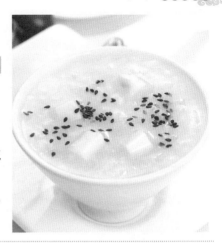

桂圆核桃青菜粥

适合人群：女性

材 料 大米100克，桂圆肉、核桃仁各20克，青菜10克。
调 料 白糖5克。

制作方法

①大米淘洗干净，放入清水中浸泡；青菜洗净，切成细丝。

②锅置火上，放入大米，加适量清水煮至八成熟。

③放入桂圆肉、核桃仁煮至米粒开花，放入青菜稍煮，加白糖稍煮调匀即可。

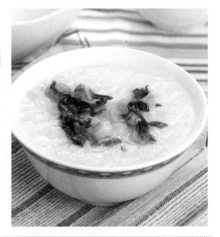

瘦肉西红柿粥

适合人群：男性

材 料 西红柿100克，瘦肉100克，大米80克。
调 料 盐3克，味精1克，葱花、香油少许。

制作方法

①西红柿洗净，切成小块；瘦肉洗净切丝；大米淘净，泡半小时。

②锅中放入大米，加适量清水，大火烧开，改用中火，下入瘦肉，煮至瘦肉变熟。③改小火，放入西红柿，慢煮成粥，下入盐、味精调味，淋上香油，撒上葱花即可。

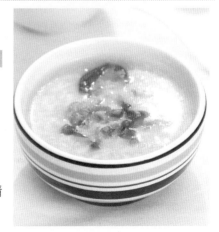

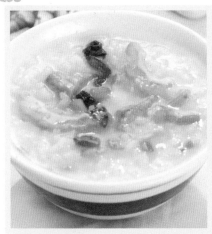

苦瓜西红柿瘦肉粥

适合人群：女性

材 料 大米、苦瓜各80克，瘦肉100克，芹菜30克，西红柿50克。
调 料 盐3克，鸡精1克。

制作方法

① 苦瓜洗净，去瓤，切片；瘦肉洗净，切块；芹菜洗净，切段；西红柿洗净，切小块；大米淘净。② 锅中注水，放入大米以旺火煮开，加入瘦肉、苦瓜，煮至瘦肉变熟。③ 改小火，放入西红柿和芹菜，待大米熬至浓稠时，调味即可。

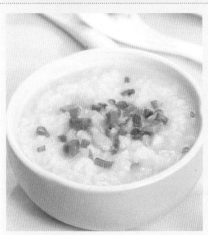

玉米火腿粥

适合人群：老年人

材 料 玉米粒30克，火腿100克，大米50克。
调 料 葱、姜各3克，盐2克，胡椒粉3克。

制作方法

① 火腿去皮，洗净，切丁；玉米拣尽杂质，淘净，浸泡1小时；大米淘净，用冷水浸泡半小时后，捞出沥干水分。② 大米下锅，加适量清水，武火煮沸，下入火腿、玉米、姜丝，转中火熬煮至米粒开花。改文火，熬至粥浓稠，调入盐、胡椒粉调味，撒上葱花即可。

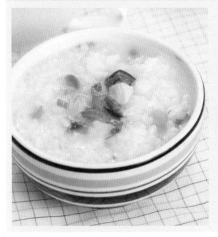

皮蛋火腿鸡肉粥

适合人群：男性

材 料 大米80克，鸡肉120克，皮蛋2个，火腿60克。
调 料 料酒5克，盐3克，味精2克，葱花适量。

制作方法

① 大米淘净，泡好；鸡肉洗净，切丁，用料酒腌渍；皮蛋去壳，切丁；火腿剥去肠衣，切块。② 大米放入锅中，加适量清水大火烧沸，下入腌好的鸡肉，转中火熬煮至米粒软散。③ 下入皮蛋、火腿，慢火熬至粥浓稠，加盐、味精调味，撒入葱花即可。

鹌鹑瘦肉粥

适合人群：**男性**

材　料 鹌鹑 3 只，瘦肉 100 克，大米 80 克。
调　料 料酒 5 克，盐 3 克，味精 2 克，姜丝 4 克，胡椒粉 3 克。

制作方法

① 鹌鹑洗净，切块，入沸水汆烫，捞出；瘦肉洗净，切小块；大米淘净，泡好。② 锅中放入鹌鹑、大米、姜丝、肉块，注入沸水，烹入料酒，中火焖煮至米粒开花。③ 转小火熬煮成粥，加盐、味精、胡椒粉调味，淋入香油，撒入葱花即可。

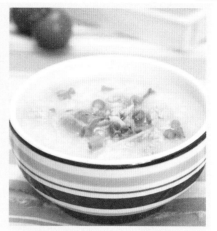

淡菜芹菜鸡蛋粥

适合人群：**女性**

材　料 大米 80 克，淡菜 50 克，芹菜少许，鸡蛋 1 个。
调　料 盐 3 克，味精 2 克，香油、胡椒粉、枸杞适量。

制作方法

① 大米洗净，放入清水中浸泡；淡菜用温水泡发；芹菜洗净切碎；鸡蛋煮熟后切碎。② 锅置火上，注入清水，放入大米煮至五成熟。③ 再放入淡菜、枸杞，煮至米粒开花，放入鸡蛋、芹菜稍煮，加盐、味精、胡椒粉调味便可。

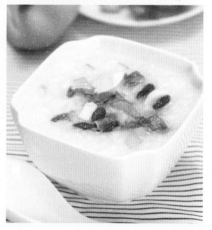

田螺芹菜咸蛋粥

适合人群：**老年人**

材　料 大米 80 克，田螺 30 克，咸鸭蛋 1 个，芹菜少许。
调　料 盐 2 克，料酒、香油、胡椒粉、葱花适量。

制作方法

① 大米淘洗干净，用清水浸泡；田螺钳去尾部，洗净；咸鸭蛋切碎；芹菜洗净切碎。② 油锅烧热，烹入料酒，下入田螺，加盐炒熟后盛出。锅置火上，注入清水，放入大米煮至七成熟，再放入田螺、咸鸭蛋、芹菜煮至粥将成，加盐、香油、胡椒粉调匀，撒葱花即可。

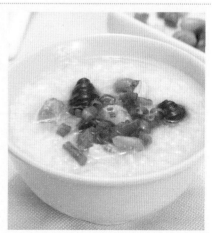

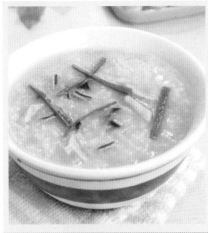

陈皮黄芪粥

适合人群：女性

材料 陈皮末 15 克，生黄芪 20 克，山楂适量，大米 100 克。
调料 白糖 10 克。

制作方法

1. 生黄芪洗净；山楂洗净，切丝；大米泡发洗净。
2. 锅置火上，注水后，放入大米，用旺火煮至米粒绽开。
3. 放入生黄芪、陈皮末、山楂，用文火煮至粥成闻见香味，放入白糖调味即可。

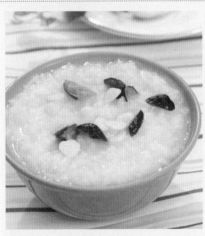

红枣杏仁粥

适合人群：女性

材料 红枣 15 克，杏仁 10 克，大米 100 克。
调料 盐 2 克。

制作方法

1. 大米洗净，泡发半小时后，捞出沥干水分备用；红枣洗净，去核，切成小块；杏仁泡发，洗净。
2. 锅置火上，倒入适量清水，放入大米，以大火煮至米粒开花。
3. 加入红枣、杏仁同煮至浓稠状，调入盐拌匀即可。

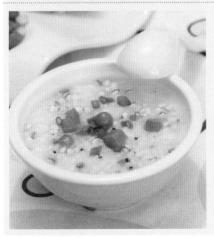

薏米豌豆粥

适合人群：老年人

材料 薏米、豌豆各 20 克，大米 70 克，胡萝卜 20 克。
调料 白糖 3 克。

制作方法

1. 大米、薏米均泡发洗净；豌豆洗净；胡萝卜洗净后切粒。
2. 锅置火上，倒入适量清水，放入大米、薏米、胡萝卜粒，以大火煮至米粒开花。
3. 加入豌豆煮至浓稠状，调入白糖拌匀即可。

黑枣红豆糯米粥

适合人群：女性

材 料 黑枣30克，红豆20克，糯米80克。
调 料 白糖3克。

制作方法

①糯米、红豆均洗净泡发；黑枣洗净。

②锅中入清水加热，放入糯米与红豆，以大火煮至米粒开花。

③加入黑枣同煮至浓稠状，调入白糖拌匀即可。

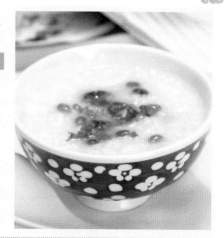

虾仁干贝粥

适合人群：老年人

材 料 大米100克，虾仁、干贝各20克。
调 料 盐3克，香菜、葱花、酱油各适量。

制作方法

①大米洗净；虾仁洗净，用盐、酱油稍腌；干贝泡发后撕成细丝；香菜洗净，切段。②锅置火上，放入大米，加适量清水煮至五成熟。

③放入虾仁、干贝煮至米粒开花，加盐、酱油调匀，撒上葱花、香菜便可。

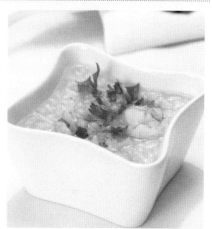

菠菜山楂粥

适合人群：男性

材 料 菠菜20克，山楂20克，大米100克。
调 料 冰糖5克。

制作方法

①大米淘洗干净，用清水浸泡；菠菜洗净；山楂洗净。

②锅置火上，放入大米，加适量清水煮至七成熟。

③放入山楂煮至米粒开花，放入冰糖、菠菜稍煮后调匀便可。

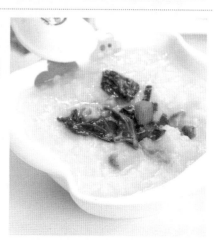

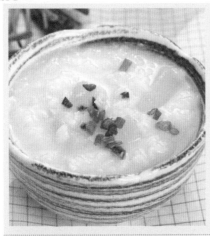

香葱冬瓜粥

适合人群：老年人

材 料 冬瓜40克，大米100克。
调 料 盐3块，葱少许。

制作方法

1. 冬瓜去皮洗净，切块；葱洗净，切花；大米泡发洗净。
2. 锅置火上，注水后，放入大米，用旺火煮至米粒绽开。
3. 放入冬瓜，改用小火煮至粥浓稠，调入盐入味，撒上葱花即可。

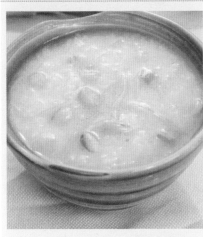

豆芽玉米粥

适合人群：老年人

材 料 黄豆芽、玉米粒各20克，大米100克。
调 料 盐3克，香油5克。

制作方法

1. 玉米粒洗净；豆芽洗净，摘去根部；大米洗净，泡发半小时。
2. 锅置火上，倒入清水，放入大米、玉米粒用旺火煮至米粒开花。
3. 再放入黄豆芽，改用小火煮至粥成，调入盐、香油搅匀即可。

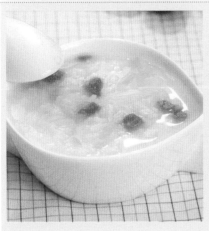

萝卜包菜酸奶粥

适合人群：女性

材 料 胡萝卜、包菜各适量，酸奶10克，面粉20克，大米70克。
调 料 盐3克。

制作方法

1. 大米泡发洗净；胡萝卜去皮洗净，切小块；包菜洗净，切丝。
2. 锅置火上，注入清水，放入大米，用大火煮至米粒绽开后，下入面粉不停搅匀。3. 再放入包菜、胡萝卜，调入酸奶，改用小火煮至粥成，加盐调味即可食用。

香菇燕麦粥

适合人群：老年人

材 料 香菇、白菜各适量，燕麦片60克。
调 料 盐2克，葱8克。

制作方法

① 燕麦片泡发洗净；香菇洗净，切片；白菜洗净，切丝；葱洗净，切花。

② 锅置火上，倒入清水，放入燕麦片，以大火煮开。

③ 加入香菇、白菜同煮至浓稠状，调入盐拌匀，撒上葱花即可。

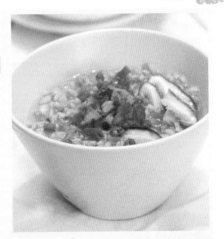

香菇红豆粥

适合人群：老年人

材 料 大米100克，香菇、红豆、马蹄各适量。
调 料 盐2克，鸡精2克，胡椒粉适量。

制作方法

① 大米、红豆一起洗净后下入冷水中浸泡半小时后捞出沥干水分；马蹄去皮，洗净，切成小块备用；香菇泡发洗净，切丝。② 锅置火上，倒入适量清水，放入大米、红豆，以大火煮开。加入马蹄、香菇同煮至粥呈浓稠状，调入盐、鸡精、胡椒粉拌匀即可。

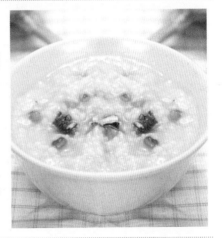

洋葱大蒜粥

适合人群：老年人

材 料 大蒜、洋葱各15克，大米90克。
调 料 盐2克，味精1克，葱、生姜各少许。

制作方法

① 大蒜去皮，洗净，切块；洋葱洗净，切丝；生姜洗净，切丝；大米洗净，泡发；葱洗净，切花。② 锅置火上，注水后，放入大米用旺火煮至米粒绽开，放入大蒜、洋葱、姜丝。用文火煮至粥成，加入盐、味精入味，撒上葱花即可。

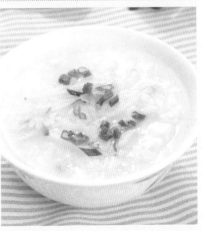

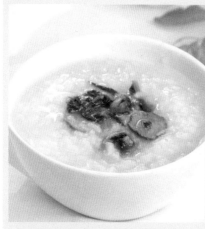

梅肉山楂青菜粥

适合人群：老年人

材 料 乌梅、山楂各20克，青菜10克，大米100克。
调 料 冰糖5克。

制作方法

1️⃣ 大米洗净，用清水浸泡；山楂洗净；青菜洗净后切丝。

2️⃣ 锅置火上，注入清水，放入大米煮至七成熟。

3️⃣ 放入山楂、乌梅煮至粥将成，放入冰糖、青菜稍煮后调匀便可。

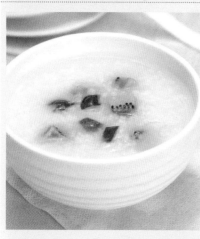

猕猴桃樱桃粥

适合人群：老年人

材 料 猕猴桃30克，樱桃少许，大米80克。
调 料 白糖11克。

制作方法

1️⃣ 大米洗净，再放在清水中浸泡半小时；猕猴桃去皮洗净，切小块；樱桃洗净，切块。2️⃣ 锅置火上，注入清水，放入大米煮至米粒绽开后，放入猕猴桃、樱桃同煮。3️⃣ 改用小火煮至粥成后，调入白糖入味即可食用。

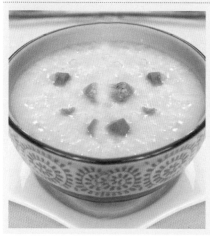

桂圆胡萝卜大米粥

适合人群：老年人

材 料 桂圆肉、胡萝卜各适量，大米100克。
调 料 白糖15克。

制作方法

1️⃣ 大米泡发洗净；胡萝卜去皮洗净，切小块；桂圆肉洗净。

2️⃣ 锅置火上，注入清水，放入大米用大火煮至米粒绽开。

3️⃣ 放入桂圆肉、胡萝卜，改用小火煮至粥成，调入白糖即可食用。

肉末紫菜豌豆粥

适合人群：女性

材　料 大米 100 克，猪肉 50 克，紫菜 20 克，豌豆、胡萝卜各 30 克。
调　料 盐 3 克，鸡精 1 克。

制作方法

❶ 紫菜泡发，洗净；猪肉洗净，剁成末；大米淘净，泡好；豌豆洗净；胡萝卜洗净，切成小丁。❷ 锅中注水，放大米、豌豆、胡萝卜，大火烧开，下入猪肉煮至熟。❸ 小火将粥熬好，放入紫菜拌匀，调入盐、鸡精调味即可。

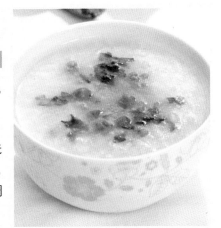

猪肉玉米粥

适合人群：老年人

材　料 玉米 50 克，猪肉 100 克，枸杞适量，大米 80 克。
调　料 盐 3 克，味精 1 克，葱少许。

制作方法

❶ 玉米拣尽杂质，用清水浸泡；猪肉洗净，切丝；枸杞洗净；大米淘净，泡好；葱洗净，切花。❷ 锅中注水，下入大米和玉米煮开，改中火，放入猪肉、枸杞，煮至猪肉变熟。❸ 小火将粥熬化，调入盐、味精调味，撒上葱花即可。

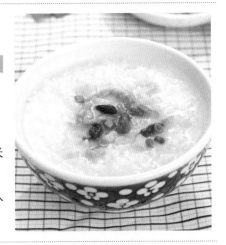

生菜肉丸粥

适合人群：老年人

材　料 生菜 30 克，猪肉丸子 80 克，香菇 50 克，大米适量。
调　料 姜末、葱花、盐、鸡精、胡椒粉各适量。

制作方法

❶ 生菜洗净，切丝；香菇洗净，对切；大米淘净，泡好；猪肉丸子洗净，切小块。❷ 锅中放适量水，下入大米大火烧开，放香菇、猪肉丸子、姜末，煮至肉丸变熟。❸ 改小火，放入生菜，待粥熬好，加盐、鸡精、胡椒粉调味，撒上葱花即可。

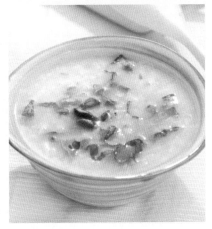

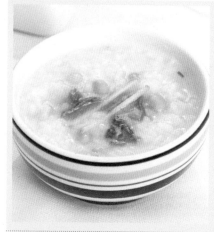

猪肺毛豆粥

适合人群：老年人

材 料 猪肺45克，毛豆30克，胡萝卜适量，大米80克。
调 料 姜丝5克，盐3克，鸡精2克，香油5克。

制作方法

1 胡萝卜洗净，切丁；猪肺洗净，切块，入沸水中汆烫后，捞出；大米淘净，浸泡半小时。2 锅中放水，下入大米，旺火煮沸，下入毛豆、胡萝卜、姜丝，改中火煮至米粒开花。再下入猪肺，转小火焖煮，熬煮成粥，加盐、鸡精调味，淋香油即可。

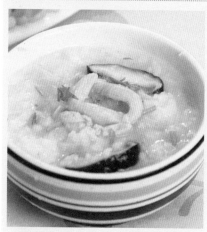

鸡肉香菇干贝粥

适合人群：男性

材 料 熟鸡肉150克，香菇60克，干贝50克，大米80克。
调 料 盐3克，香菜段适量。

制作方法

1 香菇泡发，洗净，切片；干贝泡发，撕成细丝；大米淘净，浸泡半小时；熟鸡肉撕成细丝。2 大米放入锅中，加水烧沸，下入干贝、香菇，转中火熬煮至米粒开花。3 下入熟鸡肉，转文火将粥焖煮好，加盐调味，撒入香菜段即可。

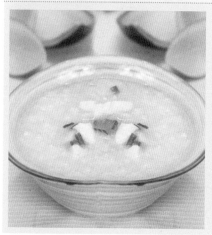

鸡蛋洋葱粥

适合人群：男性

材 料 鸡蛋1个，洋葱30克，大米100克。
调 料 盐3克，香油、胡椒粉、葱花适量。

制作方法

1 大米淘洗干净，用清水浸泡；洋葱洗净切丝；鸡蛋煮熟后切碎。
2 锅置火上，注入清水，放入大米煮至八成熟。
3 放入洋葱、鸡蛋煮至粥浓稠，加盐、香油、胡椒粉调匀，撒上葱花即可。

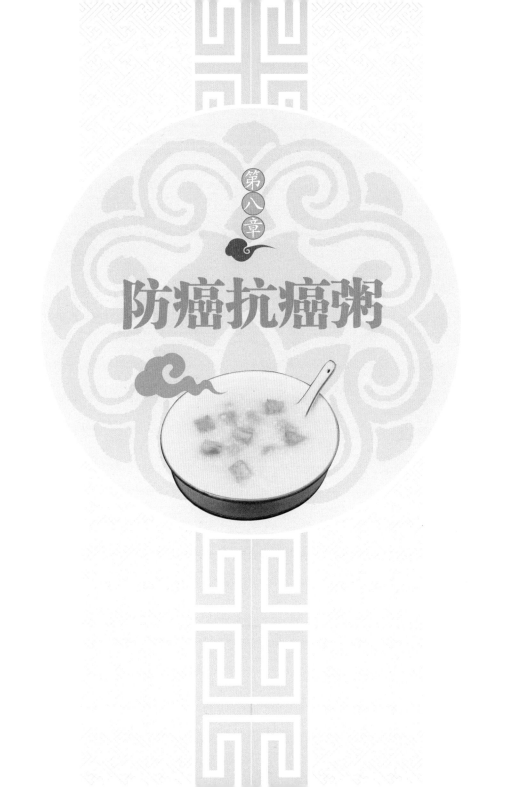

第八章

防癌抗癌粥

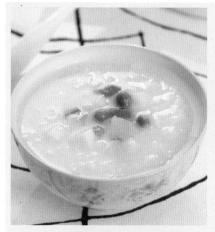

萝卜豌豆山药粥

适合人群：女性

材　料 白萝卜、胡萝卜、豌豆各适量，山药30克，大米100克。
调　料 盐3克。

制作方法

①大米洗净；山药去皮洗净，切块；白萝卜、胡萝卜洗净，切丁；豌豆洗净。②锅内注水，放入大米、豌豆，用大火煮至米粒绽开，放入山药、白萝卜、胡萝卜。③改用小火，煮至粥浓稠，放入盐拌匀入味即可食用。

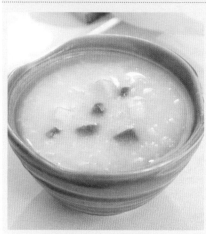

胡萝卜山药大米粥

适合人群：男性

材　料 胡萝卜20克，山药30克，大米100克。
调　料 盐3克，味精1克。

制作方法

①山药去皮洗净，切块；大米泡发洗净；胡萝卜洗净，切丁。
②锅内注水，放入大米，大火煮至米粒绽开，放入山药、胡萝卜。
③改用小火煮至粥成，放入盐、味精调味，即可食用。

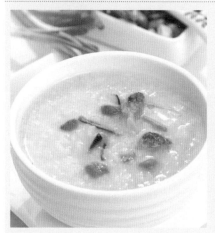

花菜香菇粥

适合人群：老年人

材　料 花菜35克，鲜香菇20克，胡萝卜20克，大米100克。
调　料 盐2克，味精1克。

制作方法

①大米洗净；花菜洗净，撕成小朵；胡萝卜洗净，切成小块；香菇泡发洗净，切条。②锅置火上，注入清水，放入大米用大火煮至米粒绽开后，放入花菜、胡萝卜、香菇。③改用小火煮至粥成后，加入盐、味精调味，即可食用。

芋头红枣蜂蜜粥

适合人群：男性

材 料 芋头、红枣、玉米糁、蜂蜜各适量，大米90克。

调 料 白糖5克，葱少许。

制作方法

①大米洗净，泡发1小时备用；芋头去皮洗净，切小块；红枣去核洗净，切瓣；葱洗净，切花。②锅中加水，放大米、玉米糁、芋头、红枣，用大火煮至米粒开花。③再转小火煮至粥浓稠后，调入白糖调味，撒上葱花即可。

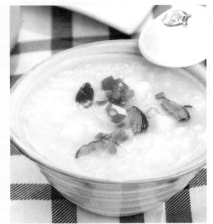

金针菇猪肉粥

适合人群：老年人

材 料 大米80克，猪肉100克，金针菇100克。

调 料 盐3克，味精2克，葱花4克。

制作方法

①猪肉洗净，切丝，用盐腌制片刻；金针菇洗净，去老根；大米淘净，浸泡半小时后捞出沥干水分。②锅中注水，下入大米，旺火煮开，改中火，下入腌好的猪肉，煮至猪肉变熟。③下入金针菇，熬至粥成，下入盐、味精调味，撒上葱花即可。

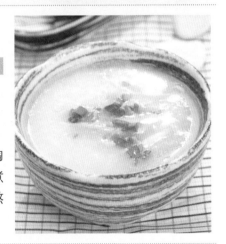

鸡心香菇粥

适合人群：老年人

材 料 鸡心120克，香菇100克，大米80克，枸杞少许。

调 料 盐3克，葱花4克，姜丝4克，料酒5克，生抽适量。

制作方法

①香菇洗净，切成细丝；鸡心洗净，切块，加料酒、生抽腌制；枸杞洗净；大米淘净。②大米放入锅中，加适量清水，旺火烧沸，下入香菇、枸杞、鸡心和姜丝，转中火熬煮至米粒开花。③小火将粥熬好，加盐调味，撒上葱花即可。

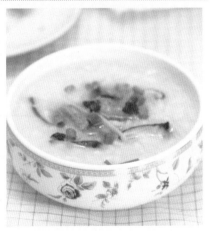

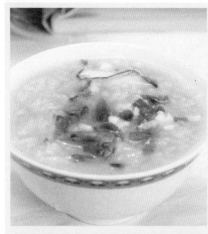

香菇双蛋粥

适合人群：男性

材 料 香菇、虾米少许，皮蛋、鸡蛋各1个，大米100克。
调 料 盐3克，葱花、胡椒粉适量。

制作方法

① 大米淘洗干净，用清水浸泡半小时；鸡蛋煮熟后切丁；皮蛋去壳，洗净切丁；香菇摘洗干净，切末；虾米洗净。② 锅置火上，注入清水，放入大米煮至五成熟。③ 放入皮蛋、鸡蛋、香菇末、虾米煮至米粒开花，加入盐、胡椒粉调匀，撒上葱花即可。

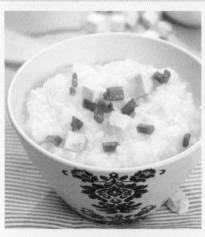

茯苓大米粥

适合人群：女性

材 料 白茯苓适量，大米100克。
调 料 盐2克，葱10克。

制作方法

① 大米淘洗干净，捞出沥干备用；茯苓洗净；葱洗净，切花。
② 锅置火上，倒入清水，放入大米，以大火煮开。
③ 加入茯苓同煮至熟，再以小火煮至浓稠状，调入盐拌匀，撒上葱花即可。

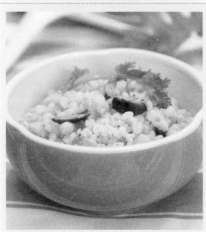

茉莉高粱粥

适合人群：女性

材 料 茉莉花适量，高粱米70克，红枣20克。
调 料 白糖3克。

制作方法

① 高粱米泡发洗净；红枣洗净，切片；茉莉花洗净。
② 锅置火上，倒入清水，放入高粱米煮至开花。
③ 加入红枣、茉莉花同煮至浓稠状，调入白糖拌匀即可。

银耳玉米沙参粥

适合人群：女性

材 料 银耳、玉米粒、沙参各适量，大米100克。
调 料 盐3克，葱少许。

制作方法

① 玉米粒洗净；沙参洗净；银耳泡发洗净，摘成小朵；大米洗净；葱洗净，切花。② 锅置火上，注水后，放入大米、玉米粒，用旺火煮至米粒完全绽开时。③ 放入沙参、银耳，用文火煮至粥成闻见香味时，放入盐调味，撒上葱花即可。

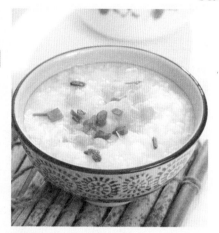

香菜杂粮粥

适合人群：男性

材 料 香菜适量，荞麦、薏米、糙米各35克。
调 料 盐2克，香油5克。

制作方法

① 糙米、薏米、荞麦均泡发洗净；香菜洗净，切碎。

② 锅置火上，倒入清水，放入糙米、薏米、荞麦煮至开花。

③ 煮至浓稠状时，调入盐拌匀，淋入香油，撒上香菜即可。

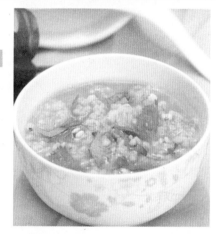

红豆腰果燕麦粥

适合人群：孕产妇

材 料 红豆30克，腰果适量，燕麦片40克。
调 料 白糖4克。

制作方法

① 红豆泡发洗净，备用；燕麦片洗净；腰果洗净。

② 锅置火上，倒入清水，放入燕麦片和红豆、腰果，以大火煮开。

③ 转小火将粥煮至呈浓稠状，调入白糖拌匀即可。

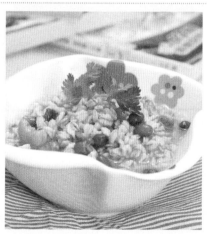

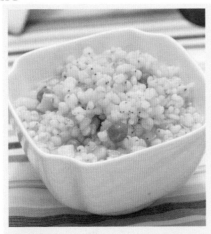

高粱豌豆玉米粥

适合人群：女性

材 料 高粱米60克，豌豆、玉米粒各30克，甘蔗汁适量。
调 料 白糖4克。

制作方法

① 高粱米泡发洗净；玉米粒、豌豆均洗净。

② 锅置火上，加入适量清水，放入高粱米、豌豆、玉米粒开大火煮开。

③ 倒入甘蔗汁，转小火煮至浓稠状时，调入白糖拌匀即可。

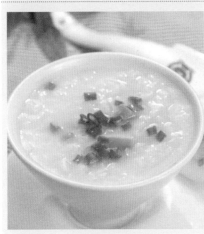

南瓜粥

适合人群：孕产妇

材 料 南瓜30克，大米90克。
调 料 盐2克，葱少许。

制作方法

① 大米泡发洗净；南瓜去皮洗净，切小块；葱洗净，切花。

② 锅置火上，注入清水，放入大米煮至米粒绽开后，放入南瓜。

③ 用小火煮至粥成，调入盐入味，撒上葱花即可。

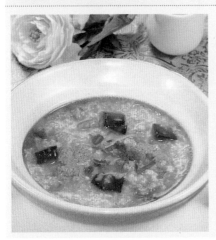

香菇牛肉粥

适合人群：老年人

材 料 熟牛肉100克，香菇、大米各150克。
调 料 盐、鸡精各适量。

制作方法

① 将大米淘洗净；熟牛肉切成细丁；香菇放入水中发透，捞出洗净切成碎粒。

② 砂锅中放入清水、大米旺火烧沸片刻，加入牛肉丁、香菇粒，用小火熬成粥，撒入盐、鸡精搅匀即成。

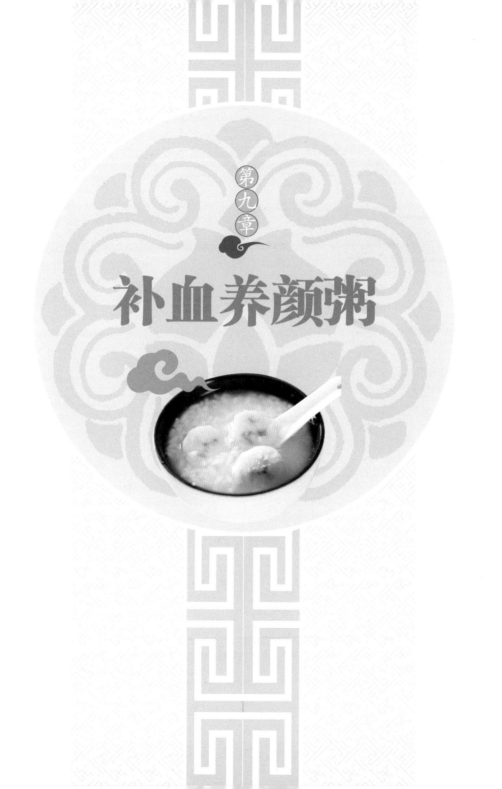

第九章

补血养颜粥

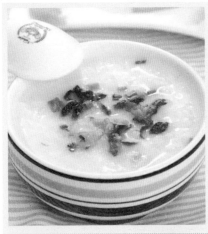

木耳枣杞粥

适合人群：孕产妇

材　料 黑木耳、红枣、枸杞各15克，糯米80克。
调　料 盐2克，葱少许。

制作方法

❶糯米洗净；黑木耳泡发洗净，切成细丝；红枣去核洗净，切块；枸杞洗净；葱洗净，切花。❷锅置火上，注入清水，放入糯米煮至米粒绽开，放入黑木耳、红枣、枸杞。❸用小火煮至粥成时，调入盐入味，撒上葱花即可。

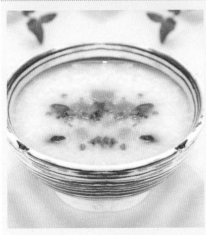

枸杞木瓜粥

适合人群：女性

材　料 枸杞10克，木瓜50克，糯米100克。
调　料 白糖5克，葱花少许。

制作方法

❶糯米洗净，用清水浸泡；枸杞洗净；木瓜切开取果肉，切成小块。
❷锅置火上，放入糯米，加适量清水煮至八成熟。
❸放入木瓜、枸杞煮至米烂，加白糖调匀，撒葱花便可。

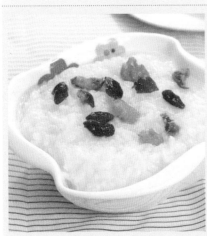

桂圆枸杞红枣粥

适合人群：女性

材　料 桂圆肉、枸杞、红枣各适量，大米80克。
调　料 白糖5克。

制作方法

❶大米泡发洗净；桂圆肉、枸杞、红枣均洗净，红枣去核，切成小块备用。❷锅置火上，倒入清水，放入大米，以大火煮开。❸加入桂圆肉、枸杞、红枣同煮片刻，再以小火煮至浓稠状，调入白糖搅匀入味即可。

猪肝毛豆粥

适合人群：孕产妇

材 料 猪肝 100 克，毛豆 60 克，陈大米 80 克，枸杞 20 克。
调 料 盐 3 克，鸡精 1 克，葱花、香油少许。

制作方法

①毛豆去壳，洗净；猪肝洗净，切片；陈大米淘净，泡好；枸杞洗净。
②陈大米入锅，加水，旺火烧沸，下入毛豆、枸杞，转中火熬至米粒开花。③下入猪肝，慢熬成粥，调入盐、鸡精调味，淋香油，撒上葱花即可。

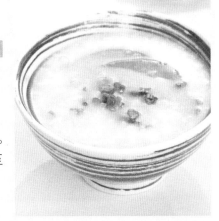

猪肝菠菜粥

适合人群：孕产妇

材 料 猪肝 100 克，菠菜 50 克，大米 80 克。
调 料 盐 3 克，鸡精 1 克，葱花少许。

制作方法

①菠菜洗净，切碎；猪肝洗净，切片；大米淘净，浸泡半小时后，捞出沥干水分。②大米下入锅中，加适量清水，旺火烧沸，转中火熬至米粒散开。③下入猪肝，慢熬成粥，最后下入菠菜拌匀，调入盐、鸡精调味，撒上葱花即可。

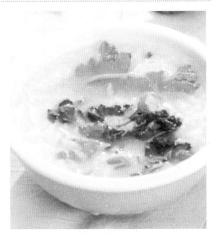

糯米猪肚粥

适合人群：女性

材 料 糯米 100 克，猪肚 80 克，南瓜 50 克。
调 料 盐 3 克，料酒 2 克，鸡精 2 克，胡椒粉 3 克，葱花适量。

制作方法

①南瓜洗净，去皮，切块；糯米淘净，泡 3 小时；猪肚洗净，切条，用盐、料酒腌制。②大米入锅，加水，旺火烧沸，下入猪肚、姜末、南瓜，转中火熬煮。③转小火，待粥黏稠时，加盐、鸡精、胡椒粉调味，撒上葱花即可。

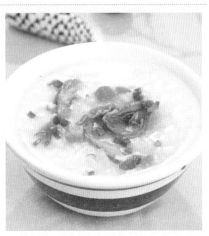

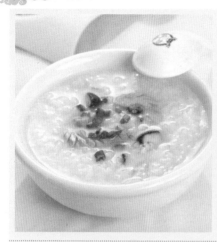

猪腰香菇粥

适合人群：孕产妇

材 料 大米80克，猪腰100克，香菇50克。
调 料 盐3克，鸡精1克，葱花少许。

制作方法

①香菇洗净，对切；猪腰洗净，去腰臊，切上花刀；大米淘净，浸泡半小时后捞出沥干水分。②锅中注水，放入大米以旺火煮沸，再下入香菇熬煮至将成。③下入猪腰，待猪腰变熟，调入盐、鸡精搅匀，撒上葱花即可。

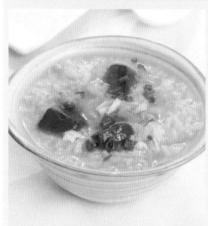

猪血腐竹粥

适合人群：女性

材 料 猪血100克，腐竹30克，干贝10克，大米120克。
调 料 盐3克，葱花8克，胡椒粉3克。

制作方法

①腐竹、干贝温水泡发，腐竹切条，干贝撕碎；猪血洗净，切块；大米淘净，浸泡半小时。②锅中注水，放入大米，旺火煮沸，下入干贝，再中火熬煮至米粒开花。③转小火，放入猪血、腐竹，待粥熬至浓稠，加入盐、胡椒粉调味，撒上葱花即可。

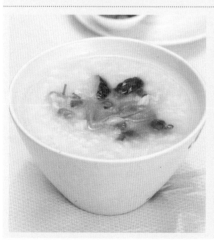

红枣羊肉糯米粥

适合人群：女性

材 料 红枣25克，羊肉50克，糯米150克。
调 料 姜末5克，葱白3克，盐2克，味精2克，葱花适量。

制作方法

①红枣洗净，去核备用；羊肉洗净，切片，用开水氽烫，捞出；糯米淘净，泡好。②锅中添适量清水，下入糯米大火煮开，下入羊肉、红枣、姜末，转中火熬煮。改小火，下入葱白，待粥熬出香味，加盐、味精调味，撒入葱花即可。

鹌鹑蛋羊肉粥

适合人群：孕产妇

材 料 大米80克，鹌鹑蛋2个，羊肉30克。
调 料 盐3克，味精2克，料酒、葱花、姜末、麻油适量。

制作方法

① 大米淘洗干净，放入清水中浸泡；羊肉洗净切片；用料酒腌渍去腥；鹌鹑蛋煮熟后去壳。② 油锅烧热入羊肉，炒熟捞出。③ 锅置火上，注入清水，放入大米煮至五成熟；放入羊肉、姜末煮至米粒开花，放鹌鹑蛋稍煮，加盐、味精、麻油调匀，撒上葱花即可。

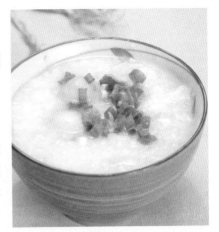

鸡心红枣粥

适合人群：女性

材 料 鸡心100克，红枣50克，大米80克。
调 料 葱花3克，姜末2克，盐3克，味精2克，胡椒粉4克。

制作方法

① 鸡心洗净，放入烧沸的卤汁中卤熟后，捞出切片；大米淘净，泡好；红枣洗净，去核备用。② 锅中注水，下入大米武火煮沸，下入鸡心、红枣、姜末转中火熬煮。③ 改小火，熬煮至鸡心熟透米烂，调入盐、味精、胡椒粉调味，撒入葱花即可。

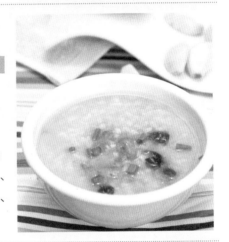

鲤鱼薏米粥

适合人群：女性

材 料 鲤鱼50克，薏米、黑豆、赤小豆各20克，大米50克。
调 料 盐3克，葱花、香油、胡椒粉、料酒适量。

制作方法

① 大米、黑豆、赤小豆、薏米洗净，用清水浸泡；鲤鱼洗净切小块，用料酒腌渍。② 锅置火上，放入大米、黑豆、赤小豆、薏米，加适量清水煮至五成熟。③ 放入鱼肉煮至粥将成，加盐、香油、胡椒粉调匀，撒葱花即可。

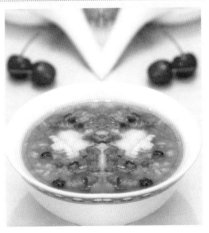

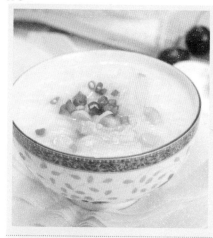

鲫鱼玉米粥

适合人群：孕产妇

材 料 大米80克，鲫鱼50克，玉米粒20克。
调 料 盐3克，味精2克，葱白丝、葱花、姜丝、料酒、香醋适量。

制作方法

❶大米淘洗净，再用清水浸泡；鲫鱼洗净后切小片，用料酒腌渍；玉米粒洗净备用。❷锅置火上，放入大米，加适量清水煮至五成熟。❸放入鱼肉、玉米、姜丝煮至米粒开花，加盐、味精、麻油、香醋调匀，放入葱白丝、葱花便可。

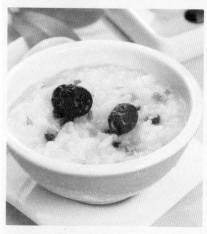

白术内金红枣粥

适合人群：女性

材 料 大米100克，白术、鸡内金、红枣各适量。
调 料 白糖4克。

制作方法

❶大米泡发洗净；红枣、白术均洗净；鸡内金洗净，加水煮好，取汁待用。❷锅置火上，加入适量清水，倒入煮好的汁，放入大米，以大火煮开。❸再加入白术、红枣煮至粥呈浓稠状，调入白糖拌匀即可。

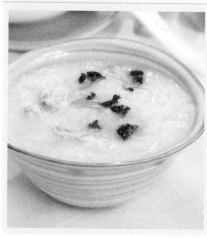

当归红花补血粥

适合人群：女性

材 料 大米100克，当归、川芎、黄芪、红花各适量。
调 料 白糖10克。

制作方法

❶当归、川芎、黄芪、红花洗净；大米泡发洗净。
❷锅置火上，注水后，放入大米，用大火煮至米粒开花。
❸放入当归、川芎、黄芪、红花，改用小火煮至粥成，调入白糖入味即可。

首乌红枣粥

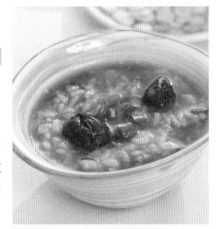

适合人群：孕产妇

材　料 大米 110 克，何首乌、红枣各适量。
调　料 红糖 10 克。

制作方法

① 何首乌洗净，倒入锅中，倒入 500 毫升水熬至约剩 200 毫升，去渣取汁待用；红枣去核洗净；大米泡发洗净。② 锅置火上，注水后，放入大米，用大火煮开。③ 倒入何首乌汁，放入红枣，用小火煮至粥成闻见香味，放入红糖调味即可。

益母红枣粥

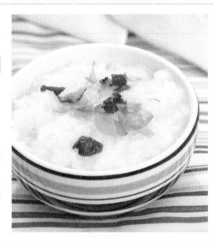

适合人群：孕产妇

材　料 大米 100 克，益母草嫩叶 20 克，红枣 10 克。
调　料 盐 2 克。

制作方法

① 大米洗净，泡发；红枣洗净，去核，切成小块；益母草嫩叶洗净，切碎。② 锅置火上，倒入适量清水，放入大米，以大火煮开。③ 加入红枣煮至粥成浓稠状时，下入益母草嫩叶稍煮，调入盐拌匀即可。

花生红豆陈皮粥

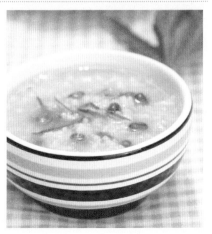

适合人群：孕产妇

材　料 红豆、花生米各 30 克，陈皮适量，大米 60 克。
调　料 红糖 10 克。

制作方法

① 大米、红豆均泡发洗净；花生米洗净；陈皮洗净，切丝。② 锅置火上，倒入清水，放入大米、红豆、花生米煮至开花。③ 加陈皮、红糖煮至浓稠即可。

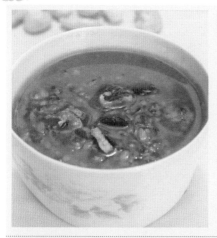

核桃仁红米粥

适合人群：孕产妇

材 料 核桃仁30克，红米80克，枸杞少许。
调 料 白糖3克。

制作方法

① 红米淘洗干净，置于冷水中泡发半小时后捞出沥干水分；核桃仁洗净；枸杞洗净，备用。② 锅置火上，倒入清水，放入红米煮至米粒开花。③ 加入核桃仁、枸杞同煮至浓稠状，调入白糖拌匀即可。

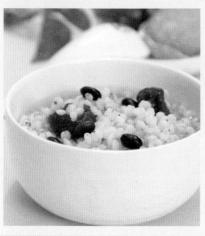

黑枣高粱粥

适合人群：女性

材 料 黑枣20克，黑豆30克，高粱米60克。
调 料 盐2克。

制作方法

① 高粱米、黑豆均泡发1小时后，洗净捞起沥干；黑枣洗净。
② 锅置火上，倒入清水，放入高粱米、黑豆煮至开花。
③ 加入黑枣同煮至浓稠状，调入盐拌匀即可。

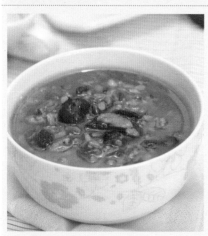

红枣红米补血粥

适合人群：孕产妇

材 料 红米80克，红枣、枸杞各适量。
调 料 红糖10克。

制作方法

① 红米洗净泡发；红枣洗净，去核，切成小块；枸杞洗净，用温水浸泡至回软备用。
② 锅置火上，倒入清水，放入红米煮开。
③ 加入红枣、枸杞、红糖同煮至浓稠状即可。

明目粥

适合人群：女性

材 料 三合一麦片 1 包，金牛角 30 克，枸杞 20 克，红枣 50 克。

制作方法

1. 枸杞、红枣洗净；三合一麦片撕开包装倒入碗中，加入枸杞及红枣，冲入 200 毫升热开水，加盖泡 3 分钟备用。
2. 碗中加入金牛角，搅拌均匀即可食用。

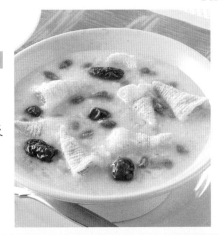

水果粥

适合人群：女性

材 料 麦片 1 包，燕麦片 30 克，苹果、猕猴桃、罐头菠萝各 50 克。

制作方法

1. 苹果洗净、去皮及核；猕猴桃洗净去皮，菠萝罐头打开，取出菠萝，均切丁。
2. 将麦片倒入碗中用热开水泡 3 分钟。
3. 将切好的水果放入已泡好麦片的碗中拌匀即可。

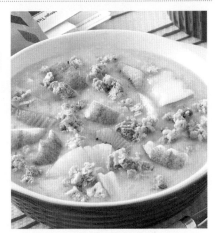

香蕉粥

适合人群：女性

材 料 香蕉 250 克，大米 50 克。
调 料 盐适量。

制作方法

1. 香蕉去皮切段，大米洗净。
2. 将香蕉、米一同放入锅中，加适量水，煮成粥调入盐即可。

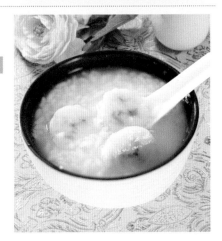

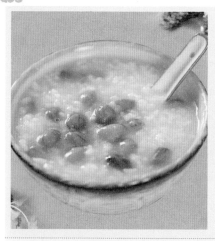

花生粥

适合人群：孕产妇

材 料 花生仁 50 克，米 100 克。
调 料 糖 5 克。

制作方法

1 将花生仁洗净，米洗净泡发。
2 再将花生仁和米用水混合同煮成粥。
3 待粥烂时，加入糖，煮至入味即可。

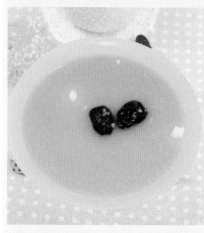

红枣小米粥

适合人群：女性

材 料 红枣 25 克，小米 100 克。
调 料 冰糖适量。

制作方法

1 红枣泡发，洗净去核；小米淘洗净。
2 红枣、小米放入锅内，加适量水熬成粥，加入冰糖调味即可。

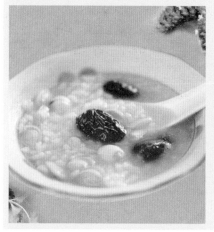

莲枣淮山粥

适合人群：女性

材 料 红枣 50 克，淮山、莲子各 30 克，白扁豆 20 克，粳米 100 克。
调 料 白砂糖适量。

制作方法

1 将红枣、淮山、莲子、白扁豆、粳米洗净备用。
2 将原材料加水熬至米熟烂，再加白砂糖，煮匀即可。

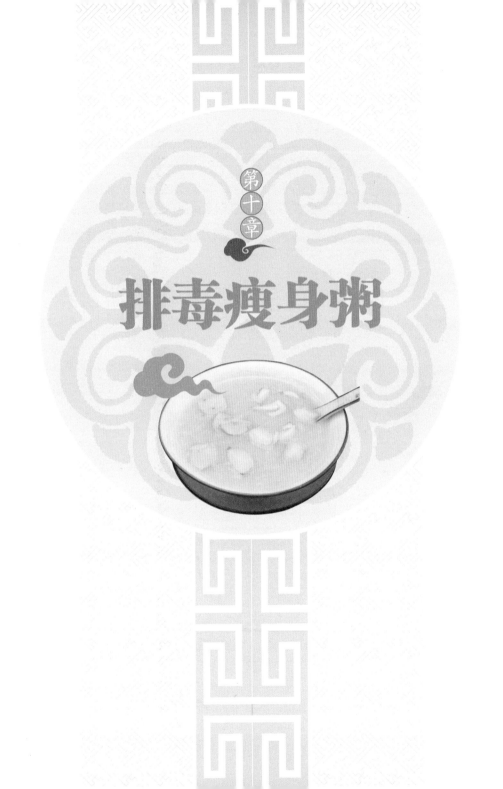

第十章

排毒瘦身粥

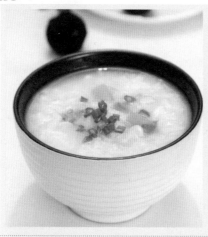

胡萝卜玉米粥

适合人群：女性

材 料 木瓜、胡萝卜、玉米粒各20克，大米90克。
调 料 盐2克，葱少许。

制作方法

① 大米泡发洗净；木瓜、胡萝卜去皮洗净，切成小丁；玉米粒洗净；葱洗净，切花。② 锅置火上，放入清水与大米，用大火煮至米粒开花。

③ 再放入木瓜、胡萝卜、玉米煮至粥浓稠，调入盐入味，撒上葱花即可。

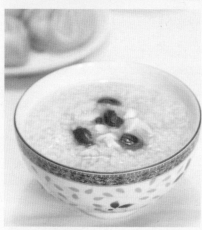

鸡蛋红枣醪糟粥

适合人群：女性

材 料 醪糟、大米各20克，鸡蛋1个，红枣5颗。
调 料 白糖5克。

制作方法

① 大米洗净；鸡蛋煮熟切碎；红枣洗净。

② 锅置火上，注入清水，放入大米、醪糟煮至七成熟。

③ 放入红枣，煮至米粒开花；放入鸡蛋，加白糖调匀即可。

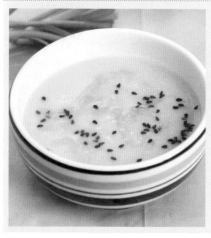

白菜玉米粥

适合人群：女性

材 料 大白菜30克，玉米糁90克，芝麻少许。
调 料 盐3克，味精少许。

制作方法

① 大白菜洗净，切丝；芝麻洗净。

② 锅置火上，注入清水烧沸后，边搅拌边倒入玉米糁。

③ 再放入大白菜、芝麻，用小火煮至粥成，调入盐、味精入味即可。

芹菜红枣粥

适合人群：女性

材 料 芹菜、红枣各20克，大米100克。
调 料 盐3克，味精1克。

制作方法

① 芹菜洗净，取梗切成小段；红枣去核洗净；大米泡发洗净。

② 锅置火上，注水后，放入大米、红枣，用旺火煮至米粒开花。

③ 放入芹菜梗，改用小火煮至粥浓稠时，加入盐、味精调味即可。

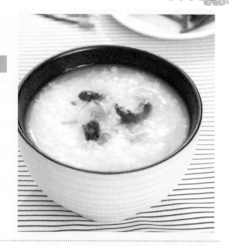

胡萝卜菠菜粥

适合人群：女性

材 料 胡萝卜15克，菠菜20克，大米100克。
调 料 盐3克，味精1克。

制作方法

① 大米泡发洗净；菠菜洗净；胡萝卜洗净，切丁。

② 锅置火上，注入清水后，放入大米，用大火煮至米粒绽开。

③ 放入菠菜、胡萝卜丁，改用小火煮至粥成，加入盐、味精调味，即可食用。

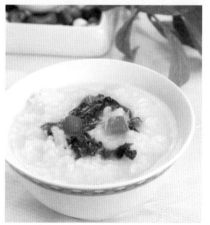

绿茶乌梅粥

适合人群：女性

材 料 大米100克，绿茶10克，生姜15克，乌梅肉35克，青菜适量。
调 料 盐3克，红糖2克。

制作方法

① 大米泡发，洗净后捞出；生姜去皮，洗净，切丝，与绿茶一同加水煮，取汁待用；青菜洗净，切碎。② 锅置火上，加入适量清水，倒入姜茶汁，放入大米，大火煮开。再加入乌梅肉同煮至浓稠，放入青菜煮片刻，调入盐、红糖拌匀即可。

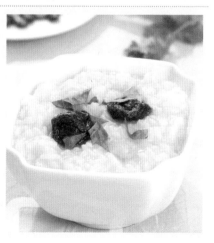

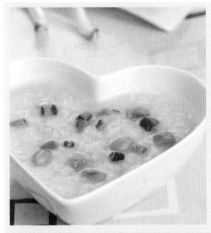

五色冰糖粥

适合人群：女性

材 料 嫩玉米粒、香菇丁、青豆、胡萝卜丁各适量，大米80克。
调 料 冰糖3克。

制作方法

① 大米泡发洗净；玉米粒、胡萝卜丁、青豆洗净；香菇丁泡发洗净。
② 锅置火上，注水后，放入大米、玉米粒，用大火煮至米粒绽开。
③ 放入香菇丁、青豆、胡萝卜丁,煮至粥成,调入冰糖煮至融化即可。

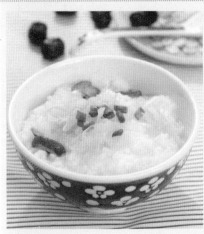

银耳山楂粥

适合人群：女性

材 料 银耳30克，山楂20克，大米80克。
调 料 白糖3克。

制作方法

① 大米用冷水浸泡半小时后，洗净，捞出沥干水分备用；银耳泡发洗净，切碎；山楂洗净，切片。② 锅置火上，放入大米，倒入适量清水煮至米粒开花。③ 放入银耳、山楂同煮片刻，待粥至浓稠状时，调入白糖拌匀即可。

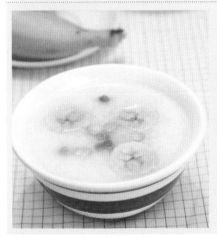

香蕉玉米粥

适合人群：女性

材 料 香蕉、玉米粒、豌豆各适量，大米80克。
调 料 冰糖12克。

制作方法

① 大米泡发洗净；香蕉去皮，切片；玉米粒、豌豆洗净。
② 锅置火上，注入清水，放入大米，用大火煮至米粒绽开。
③ 放入香蕉、玉米粒、豌豆、冰糖，用小火煮至粥成闻见香味时即可食用。

哈密瓜玉米粥

适合人群：女性

材 料 哈密瓜、嫩玉米粒、枸杞各适量，大米80克。
调 料 冰糖12克，葱少许。

制作方法

①大米泡发洗净；哈密瓜去皮洗净，切块；玉米粒、枸杞洗净；葱洗净，切花。②锅置火上，注入清水，放入大米、枸杞、玉米用大火煮至米粒绽开后，放入哈密瓜块同煮。③再放入冰糖煮至粥成后，撒上葱花即可食用。

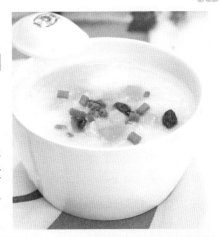

萝卜橄榄粥

适合人群：女性

材 料 糯米100克，白萝卜、胡萝卜各50克，猪肉80克，橄榄20克。
调 料 盐3克，味精1克，葱花适量。

制作方法

①白萝卜、胡萝卜均洗净，切丁；猪肉洗净，切丝；橄榄冲净；糯米淘净，用清水泡好。②锅中注水，下入糯米和橄榄煮开，改中火，放入胡萝卜、白萝卜煮至粥稠冒泡。③再下入猪肉熬至粥成，调入盐、味精调味，撒上葱花即可。

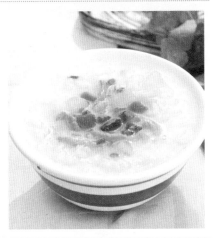

白菜紫菜猪肉粥

适合人群：女性

材 料 白菜心、虾米各30克，紫菜20克，猪肉80克，大米150克。
调 料 盐3克，味精1克。

制作方法

①猪肉洗净，切丝；白菜心洗净，切成丝；紫菜泡发，洗净；虾米洗净；大米淘净，泡好。②锅中放水，大米入锅，旺火煮开，改中火，下入猪肉、虾米，煮至虾米变红。③改小火，放入白菜心、紫菜，慢熬成粥，下入盐、味精即可。

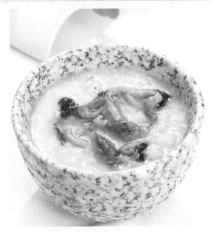

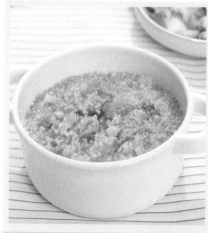

玉米鸡蛋猪肉粥

材 料 玉米糁80克，猪肉100克，鸡蛋1个。

调 料 盐3克，鸡精1克，料酒6克，葱花少许。

制作方法

①猪肉洗净，切片，用料酒、盐腌渍片刻；玉米糁淘净，浸泡6小时备用；鸡蛋打入碗中搅匀。②锅中加清水，放玉米糁，大火煮开，改中火煮至粥将成时，下入猪肉，煮至猪肉变熟。③再淋入蛋液，加盐、鸡精调味，撒上葱花即可。

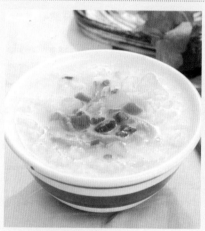

鸡蛋玉米瘦肉粥

材 料 大米80克，玉米粒20克，鸡蛋1个，猪瘦肉20克。

调 料 盐3克，香油、胡椒粉、葱花适量。

制作方法

①大米洗净，用清水浸泡；猪瘦肉洗净切片；鸡蛋煮熟切碎。

②锅置火上，注入清水，放入大米、玉米煮至七成熟。

③再放入猪瘦肉煮至粥成，放入鸡蛋，加盐、香油、胡椒粉调匀，撒上葱花即可。

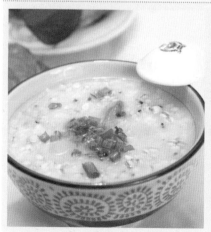

薏米瘦肉冬瓜粥

材 料 薏米80克，猪瘦肉、冬瓜各适量。

调 料 盐2克，料酒5克，葱8克。

制作方法

①薏米泡发洗净；冬瓜去皮洗净，切丁；猪瘦肉洗净，切丝；葱洗净，切花。②锅置火上，倒入清水，放入薏米，以大火煮至开花。③再加入冬瓜煮至浓稠状，下入瘦肉丝煮至熟后，调入盐、料酒拌匀，撒上葱花即可。

皮蛋瘦肉薏米粥

适合人群：女性

材 料 皮蛋1个，瘦肉30克，薏米50克，大米80克。

调 料 盐3克，味精2克，麻油、胡椒粉适量，葱花、枸杞少许。

制作方法

① 大米、薏米洗净，放入清水中浸泡；皮蛋去壳，洗净切丁；瘦肉洗净切小块。② 锅置火上，注入清水，放入大米、薏米煮至略带黏稠状。③ 再放入皮蛋、瘦肉、枸杞煮至粥将成，加盐、味精、麻油、胡椒粉调匀，撒上葱花即可。

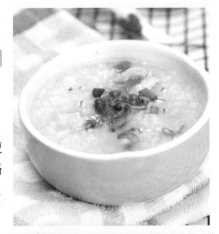

香菇鸡肉包菜粥

适合人群：女性

材 料 大米80克，鸡脯肉150克，包菜50克，香菇70克。

调 料 料酒5克，盐3克，葱花适量。

制作方法

① 鸡脯肉洗净，切丝，用料酒腌渍；包菜洗净，切丝；香菇泡发，切成小片；大米淘净，浸泡半小时后，捞出沥干水分。② 锅中加适量清水，放入大米，大火烧沸，下入香菇、鸡肉、包菜，转中火熬煮。③ 小火将粥熬好，加盐调味，撒上少许葱花即可。

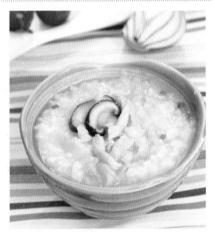

鸡丁玉米粥

适合人群：女性

材 料 大米80克，母鸡肉200克，玉米50克。

调 料 鸡高汤50克，料酒3克，盐2克，葱花1克。

制作方法

① 母鸡肉洗净，切丁，用料酒腌制；大米、玉米淘净，泡好。② 锅中倒入鸡高汤，放入大米和玉米，旺火烧沸，下入腌好的鸡肉，转中火熬煮。③ 慢火将粥熬出香味，调入盐调味，淋香油，撒入葱花即可。

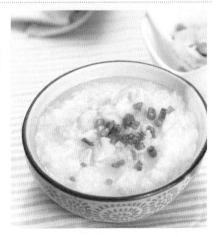

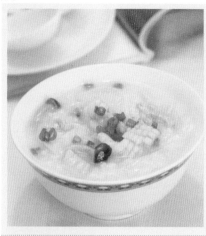

蘑菇墨鱼粥

适合人群：女性

材 料 大米 80 克，墨鱼 50 克，冬笋、猪肉、蘑菇各 20 克。
调 料 盐 3 克，料酒、香油、胡椒粉、葱花各适量。

制作方法

❶大米洗净，用清水浸泡；墨鱼洗净后切麦穗状，用料酒腌渍去腥；冬笋、猪肉洗净切片；蘑菇洗净。❷锅置火上，注入清水，放入大米煮至五成熟。❸放入墨鱼、猪肉熬煮至粥将成时，再下入冬笋和蘑菇，煮至黏稠，加盐、香油、胡椒粉调匀，撒上葱花即可。

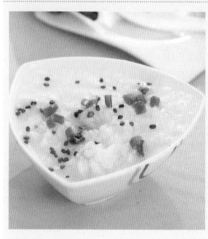

莱菔子大米粥

适合人群：女性

材 料 大米 100 克，莱菔子 5 克，陈皮 5 克。
调 料 白糖 20 克。

制作方法

❶莱菔子洗净；陈皮洗净，切成小片；大米泡发洗净。
❷锅置火上，注水后，放入大米，用大火煮至米粒开花。
❸放入莱菔子、陈皮，改用小火熬至粥成闻见香味时，放入白糖调味即可。

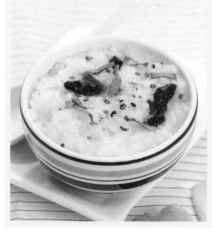

麻仁葡萄粥

适合人群：女性

材 料 麻仁 10 克，葡萄干 20 克，青菜 30 克，大米 100 克。
调 料 盐 2 克。

制作方法

❶大米洗净，泡发半小时后，捞出沥干水分；葡萄干、麻仁均洗净；青菜洗净，切丝。❷锅置火上，倒入适量清水烧沸，放入大米，以大火煮开。❸加入麻仁、葡萄干同煮至米粒开花，再下入青菜煮至浓稠状，调入盐拌匀即可。

枸杞茉莉花粥

适合人群：女性

材 料 枸杞、茉莉花各适量，青菜 10 克，大米 80 克。
调 料 盐 2 克。

制作方法

① 大米洗净，浸泡半小时后捞出沥干水分；茉莉花、枸杞均洗净。

② 锅置火上，倒入清水，放入大米，以大火煮开。

③ 加入枸杞同煮片刻，再以小火煮至浓稠状，撒上茉莉花，调入盐拌匀即可。

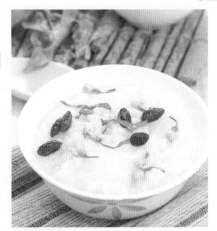

雪梨枸杞粥

适合人群：女性

材 料 雪梨、白米各 50 克，枸杞 10 克。
调 料 冰糖适量。

制作方法

① 雪梨洗净取果肉切小片；白米淘洗净，枸杞洗净。

② 将白米放入锅中，加清水，煲开后下入梨片、枸杞，煲至梨熟、粥黏稠时端离火口。

③ 调入冰糖，待凉后，放入冰箱冷冻一两个小时即可取出食用。

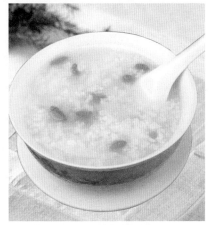

百合粥

适合人群：女性

材 料 百合 25 克，白米 100 克。
调 料 盐适量。

制作方法

① 将百合洗净，削去外部黑边；白米淘洗净，备用。

② 锅中下入百合和白米，加适量清水，先开大火煮沸，再转小火熬煮成粥。

③ 食用时，加盐调味即可。

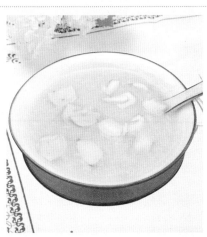

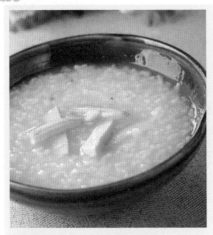

竹荪玉笋粥

适合人群：女性

材 料 粳米100克，竹荪50克，玉米笋（罐装）75克。
调 料 盐1克，味精1.5克，冷水1000毫升。

制作方法

①粳米淘净，冷水浸泡半小时，捞出沥干水分。②竹荪用温水泡至回软，洗净，改刀切段。③玉米笋洗净，切小段备用。④锅中加入水和粳米，用旺火烧沸，然后转小火慢煮。⑤粥烧沸以后，加入竹荪和玉米笋，用盐和味精调好味，再煮约20分钟，即可盛起食用。

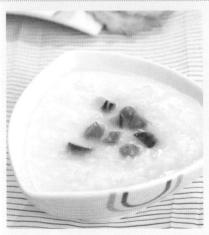

黄瓜胡萝卜粥

适合人群：女性

材 料 黄瓜、胡萝卜各15克，大米90克。
调 料 盐3克，味精少许。

制作方法

①大米泡发洗净；黄瓜、胡萝卜洗净，切成小块。
②锅置火上，注入清水，放入大米，煮至米粒开花。
③放入黄瓜、胡萝卜，改用小火煮至粥成，调入盐、味精入味即可。

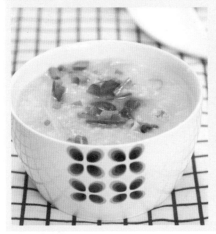

皮蛋瘦肉粥

适合人群：女性

材 料 大米100克，皮蛋1个，猪瘦肉30克。
调 料 盐3克，姜丝、葱花、麻油各少许。

制作方法

①大米淘洗干净，放入清水中浸泡；皮蛋去壳，洗净切丁；猪瘦肉洗净切末。②锅置火上，注入清水，放入大米煮至五成熟。③放入皮蛋、猪瘦肉、姜丝煮至粥将成，放入盐、麻油调匀，撒上葱花即可。

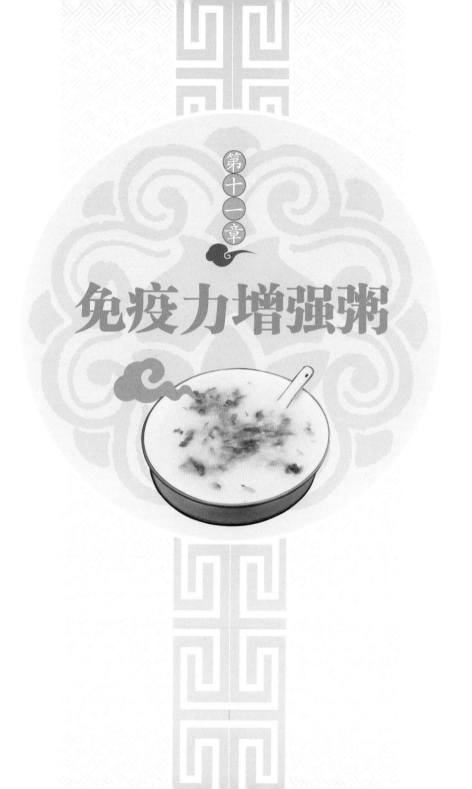

第十一章

免疫力增强粥

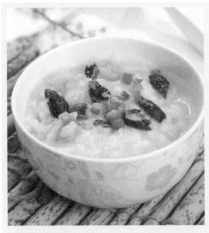

红枣桂圆粥

适合人群：孕产妇

材 料 大米100克，桂圆肉、红枣各20克。
调 料 红糖10克，葱花少许。

制作方法

① 大米淘洗干净，放入清水中浸泡；桂圆肉、红枣洗净备用。
② 锅置火上，注入清水，放入大米，煮至粥将成。
③ 放入桂圆肉、红枣煨煮至酥烂，加红糖调匀，撒葱花即可。

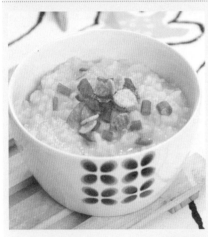

豆豉枸杞叶粥

适合人群：男性

材 料 大米100克，豆豉汁、鲜枸杞叶各适量。
调 料 盐3克，葱5克。

制作方法

① 大米洗净，泡发1小时后捞出沥干水分；枸杞叶洗净，切碎；葱洗净，切花。② 锅置火上，放入大米，倒入适量清水，煮至米粒开花，再倒入豆豉汁。待粥至浓稠状时，放入枸杞叶同煮片刻，调入盐拌匀，撒上葱花即可。

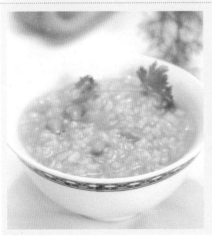

毛豆糙米粥

适合人群：男性

材 料 毛豆仁30克，糙米80克。
调 料 盐2克。

制作方法

① 糙米泡发洗净；毛豆仁洗净。
② 锅置火上，倒入清水，放入糙米、毛豆煮开。
③ 待煮至浓稠状时，调入盐拌匀即可。

瘦肉豌豆粥

适合人群：女性

材 料 瘦肉100克，豌豆30克，大米80克。
调 料 盐3克，鸡精1克，葱花、姜末、料酒、酱油、色拉油适量。

制作方法

① 豌豆洗净；瘦肉洗净，剁成末；大米用清水淘净，用水浸泡半小时。② 大米入锅，加清水烧开，改中火，放姜末、豌豆煮至米粒开花。③ 再放入瘦肉，改小火熬至粥浓稠，加入色拉油、盐、鸡精、料酒、酱油调味，撒上葱花即可。

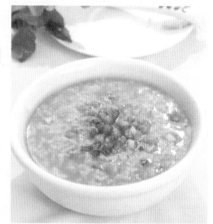

猪骨稠粥

适合人群：儿童

材 料 猪骨500克，大米80克。
调 料 盐3克，味精2克，葱花5克，姜末适量。

制作方法

① 大米淘净，泡半小时；猪骨洗净，斩件，入沸水中汆烫，捞出。
② 猪骨入高压锅，加清水、盐、姜末压煮，倒入锅中烧开，下入大米，改中火熬煮。
③ 转小火，熬化成粥，加入盐、味精调味，撒上葱花即可。

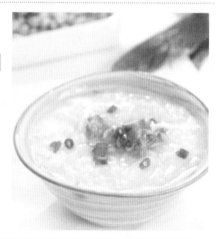

猪骨菜干粥

适合人群：男性

材 料 菜干30克，猪骨500克，蚝豉50克，大米80克。
调 料 葱花3克，姜末2克，盐2克，味精适量。

制作方法

① 大米淘净，泡好；猪骨洗净，斩件，入沸水中汆烫，捞出；菜干泡发洗净，切碎；蚝豉泡发，洗净。② 猪骨下入高压锅中，加水、盐、姜末压煮，待汤浓稠时，倒入砂锅中，下入大米，改中火熬煮。转小火，加入菜干、蚝豉，熬煮成粥，加入盐、味精调味，撒上葱花即可。

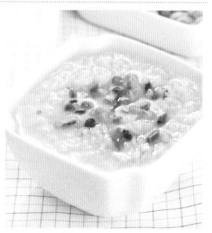

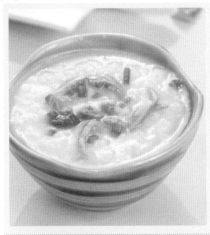

猪肚槟榔粥

适合人群：男性

材 料 白术 10 克，槟榔 10 克，猪肚 80 克，大米 120 克。
调 料 盐 3 克，鸡精 1 克，姜末 8 克，葱花少许。

制作方法

❶大米淘净，浸泡半小时至发透；猪肚洗净，切成长条；白术、槟榔洗净。❷锅中注水，放入大米，旺火烧沸，下入猪肚、白术、槟榔、姜末，转中火熬煮。❸待粥成，加盐、鸡精调味，撒上葱花即可。

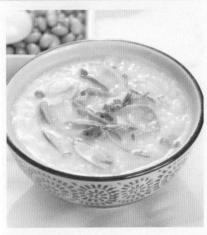

陈皮猪肚粥

适合人群：女性

材 料 陈皮 20 克，猪肚 100 克，黄芪 30 克，大米 80 克。
调 料 盐 3 克，鸡精 1 克，葱花适量。

制作方法

❶猪肚洗净，切成长条；大米淘净，浸泡半小时后，捞出沥干；黄芪、陈皮洗净，均切碎。❷锅中注水，下入大米，大火烧开，放入猪肚、陈皮、黄芪，转中火熬煮。待米粒开花，小火熬煮至粥浓稠，加盐、鸡精调味，撒上葱花即可。

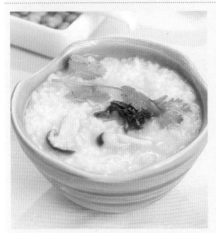

香菇猪蹄粥

适合人群：孕产妇

材 料 大米 150 克，净猪前蹄 120 克，香菇 20 克。
调 料 盐 3 克，鸡精 1 克，姜末 6 克，香菜少许。

制作方法

❶大米淘净，浸泡半小时后捞出沥干水分；猪蹄洗净，砍成小块，再下入锅中炖好，捞出；香菇洗净，切成薄片。❷大米入锅，加水煮沸，下入猪蹄、香菇、姜末，再中火熬煮至米粒开花。待粥熬出香味，加入盐、鸡精调味，撒上香菜即可。

牛筋三蔬粥

适合人群：男性

材 料 水发牛蹄筋100克，糯米150克，胡萝卜30克，玉米粒、豌豆各20克。

调 料 盐3克，味精1克。

制作方法

① 胡萝卜洗净，切丁；糯米淘净，浸泡1小时；玉米粒、豌豆洗净；牛蹄筋洗净，入锅炖好，切条。② 糯米放入锅中，加适量清水，以旺火烧沸，下入牛蹄筋、玉米、豌豆、胡萝卜，转中火熬煮。③ 改小火，熬煮至粥稠且冒气泡，调入盐、味精调味即可。

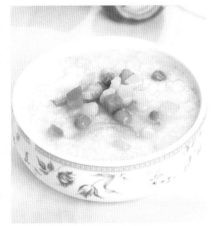

鸡肉枸杞萝卜粥

适合人群：儿童

材 料 白萝卜120克，鸡脯肉100克，枸杞30克，大米80克。

调 料 鸡汤、盐、葱花各适量。

制作方法

① 白萝卜洗净，去皮，切块；枸杞洗净；鸡脯肉洗净，切丝；大米淘净，泡好。② 大米放入锅中，倒入鸡汤，武火烧沸，下入白萝卜、枸杞，转中火熬煮至米粒软散。③ 下入鸡脯肉，将粥熬至浓稠，加盐调味，撒上葱花即可。

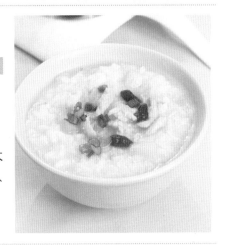

鸡肉红枣粥

适合人群：女性

材 料 大米80克，香菇70克，红枣50克，鸡肉120克。

调 料 料酒3克，姜末5克，盐3克，葱花适量。

制作方法

① 鸡肉洗净，切丁，用料酒腌制；大米淘净，泡好；红枣洗净，去核，对切；香菇用水泡发，洗净，切片。② 锅中加适量清水，下入大米武火烧沸，再下入鸡丁、红枣、香菇、姜末，转中火熬煮。③ 改文火将粥焖煮好，加盐调味，撒上葱花即可。

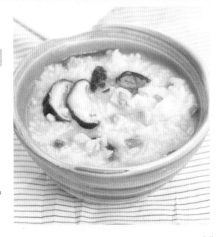

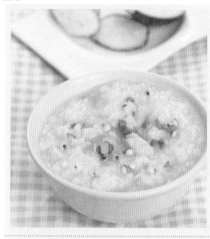

薏米鸡肉粥

适合人群：女性

材 料 鸡肉150克，薏米30克，大米60克。

调 料 料酒、鲜汤、盐、胡椒粉、葱花各适量。

制作方法

① 鸡肉洗净，切小块，用料酒腌渍；大米、薏米淘净，泡好。

② 锅中注入鲜汤，下入大米、薏米，大火煮沸，下入腌好的鸡肉，转中火熬煮。③ 用文火将粥熬至黏稠时，加入盐、胡椒粉调味，撒入葱花即可。

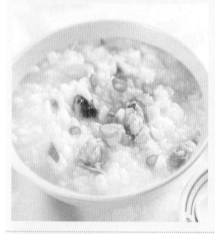

香菇鸡翅粥

适合人群：老年人

材 料 香菇15克、米60克、鸡翅200克、葱10克。

调 料 盐6克、胡椒粉3克。

制作方法

① 香菇泡发切块，米洗净后泡水1小时，鸡翅洗净斩块，葱切花备用。

② 将米放入锅中，加入适量水，大火煮开，加入鸡翅、香菇同煮。

③ 至呈浓稠状时，调入调味料，撒上葱花即可。

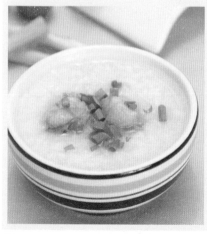

家常鸡腿粥

适合人群：女性

材 料 大米80克，鸡腿肉200克。

调 料 料酒5克，盐3克，胡椒粉2克，葱花3克。

制作方法

① 大米淘净，浸泡半小时；鸡腿肉洗干净，切成小块，用料酒腌渍片刻。② 锅中加入适量清水，下入大米以旺火煮沸，放入腌好的鸡腿，中火熬煮至米粒软散。③ 改小火，待粥熬出香味时，加盐、胡椒粉调味，放入葱花即可。

蛋黄鸡肝粥

适合人群：儿童

材 料 大米 150 克，熟鸡蛋黄 2 个，鸡肝 60 克，枸杞 10 克。
调 料 盐 3 克，鸡精 1 克，香菜少许。

制作方法

①大米淘净，泡半小时；鸡肝用水泡洗干净，切片；枸杞洗净；熟鸡蛋黄捣碎。②大米放入锅中，放适量清水煮沸，放入枸杞，转中火熬煮至米粒开花。下入鸡肝、熟鸡蛋黄，小火熬煮成粥，加盐、鸡精调味，撒入香菜即可。

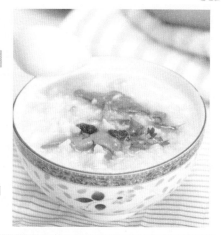

枸杞鸽粥

适合人群：孕产妇

材 料 枸杞 50 克，黄芪 30 克，乳鸽 1 只，大米 80 克。
调 料 料酒 5 克，生抽 4 克，盐 3 克，鸡精 2 克，胡椒粉 4 克，葱花适量。

制作方法

①枸杞、黄芪洗净；大米淘净，泡半小时；鸽子洗净，切块，用料酒、生抽腌制，炖好。②大米放入锅中，加适量清水，旺火煮沸，下入枸杞、黄芪，中火熬煮至米开花。③下入鸽肉熬煮成粥，加盐、鸡精、胡椒粉调味，撒上葱花即可。

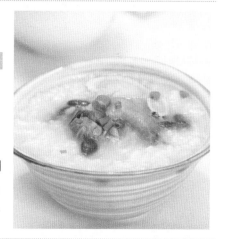

猪血黄鱼粥

适合人群：孕产妇

材 料 大米 80 克，黄鱼 50 克，猪血 20 克。
调 料 盐 3 克，味精 2 克，料酒、姜丝、香菜末、香油各适量。

制作方法

①大米淘洗干净，用清水浸泡；黄鱼洗净切小块，用料酒腌渍；猪血洗净切块，放入沸水中稍烫后捞出。②锅置火上，放入大米，加适量清水煮至五成熟。放入鱼肉、猪血、姜丝煮至粥将成，加盐、味精、香油调匀，撒上香菜末即成。

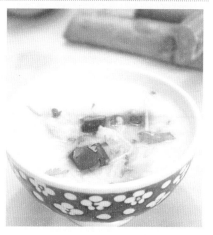

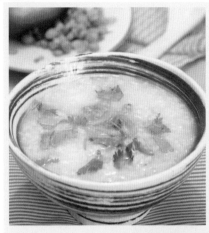

鸡肉鲍鱼粥

适合人群：孕产妇

材　料　鸡肉、鲍鱼各30克，大米80克。
调　料　盐3克，味精2克，料酒、香菜末、胡椒粉、香油各适量。

制作方法

① 大米淘洗干净；鲍鱼、鸡肉洗净后均切小块，用料酒腌渍去腥。

② 锅置火上，放入大米，加适量清水煮至五成熟。

③ 放入鲍鱼、鸡肉煮至粥将成，加盐、味精、胡椒粉、香油调匀，撒上香菜末即成。

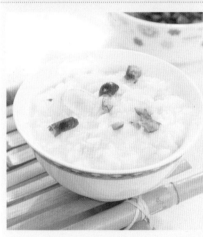

枣参茯苓粥

适合人群：儿童

材　料　红枣、白茯苓、人参各适量，大米100克。
调　料　白糖8克。

制作方法

① 大米泡发洗净；人参洗净，切小块；白茯苓洗净；红枣去核洗净，切开。② 锅置火上，注入清水后，放入大米，用大火煮至米粒开花，放入人参、白茯苓、红枣同煮。③ 改用小火煮至粥浓稠闻见香味时，放入白糖调味，即可食用。

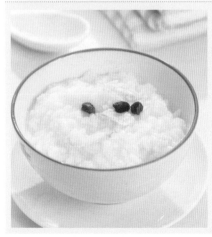

人参枸杞粥

适合人群：老年人

材　料　人参5克，枸杞15克，大米100克。
调　料　冰糖10克。

制作方法

① 人参洗净，切小块；枸杞泡发洗净；大米泡发洗净。

② 锅置火上，注水后，放入大米，用大火煮至米粒开花。

③ 再放入人参、枸杞熬至粥成，放入冰糖入味即可。

细辛枸杞粥

适合人群：**男性**

材 料 大米 100 克，细辛适量，枸杞少许。
调 料 盐 2 克，葱 5 克。

制作方法

① 大米洗净，置于冷开水中浸泡半小时后捞出沥干水分；细辛洗净；葱洗净，切花。② 锅置火上，倒入清水，放入大米，以大火煮至米粒开花，再加入枸杞和细辛，转小火熬煮。③ 待粥煮至浓稠状，调入盐拌匀，再撒上葱花即可。

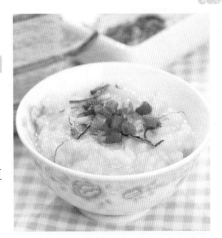

元气粥

适合人群：**男性**

材 料 三合一麦片 1 包，苏打饼干 3 块，葡萄干、枸杞、樱桃干各 15 克。

制作方法

① 葡萄干、枸杞、樱桃干洗净；苏打饼干掰成小片；三合一麦片冲入 200 毫升热开水泡 3 分钟备用。
② 碗中加入苏打饼干，撒上枸杞、葡萄干、樱桃干，搅拌均匀即可食用。

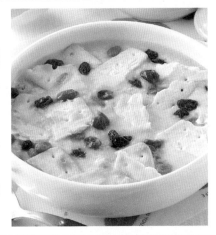

西米猕猴桃粥

适合人群：**老年人**

材 料 鲜猕猴桃 200 克，西米 100 克。
调 料 白糖适量。

制作方法

① 将鲜猕猴桃冲洗干净，去皮，取瓤切粒；西米洗净用清水浸泡发好。
② 取锅放入清水，旺火烧开，加入猕猴桃粒、西米，旺火煮沸。
③ 再改用小火略煮，然后加入白糖调味即成。

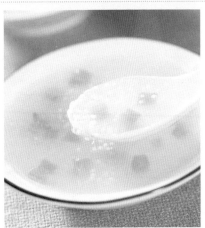

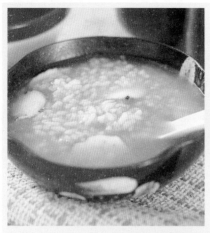

山药糯米粥

适合人群：老年人

材 料 山药15克，糯米50克。
调 料 红糖适量，胡椒末少许。

制作方法

1. 山药去皮洗净切块，糯米洗净。
2. 先将糯米略炒，再与山药块共煮粥。
3. 粥将熟时，加胡椒末、红糖，再稍煮即可。

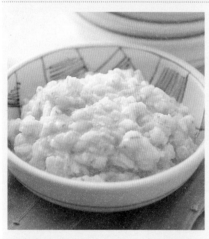

麦片蛋花粥

适合人群：老年人

材 料 白米40克，麦片20克，鸡蛋1个。
调 料 盐适量。

制作方法

1. 白米洗净，浸泡20~30分钟后沥干备用。
2. 将适量水和白米放入锅中，开大火煮至白米略软后放入麦片，待沸后改小火熬成粥状，再加入打匀的蛋液煮成蛋花，以盐调味即可。

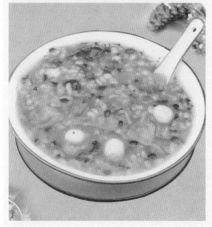

美味八宝粥

适合人群：儿童

材 料 粳米、红米、薏米、绿豆、银耳、莲子、红枣、花生各20克。
调 料 蜂蜜适量。

制作方法

1. 所有原材料洗净；红枣泡发去核；莲子剔去莲心；银耳撕成小朵。
2. 将备好的材料放入锅中，加适量清水，大火煮沸，小火熬成粥，加入适量蜂蜜调味即可。

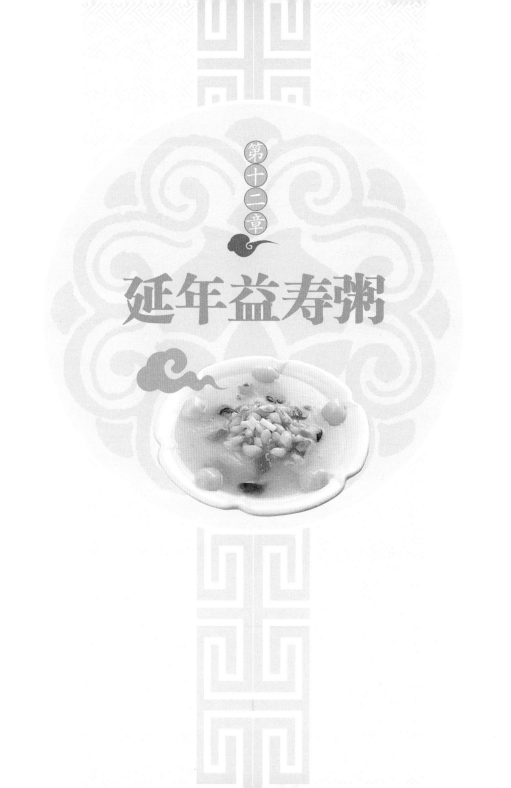

第十二章

延年益寿粥

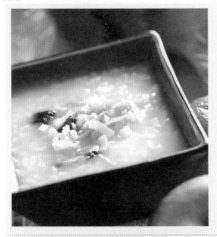

兔肉粥

材 料 粳米、兔肉、荸荠各100克，水发香菇50克。

调 料 盐2克，味精、胡椒粉各1克，大油10克，葱末3克，姜末2克。

制作方法

① 粳米淘净，浸泡半小时，捞出沥干水分。② 兔肉、荸荠、香菇整理干净，切丁。③ 锅中加入冷水和粳米，用旺火烧沸后搅拌几下，加入兔肉、荸荠丁、香菇丁、盐、大油、葱末、姜末，改用小火慢慢熬煮，待粥浓稠时调入味精、胡椒粉，即可盛起食用。

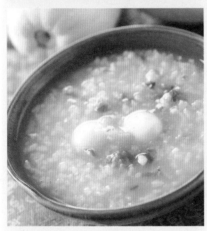

银耳鸽蛋粥

适合人群：老年人

材 料 荸荠粉100克，水发银耳75克，核桃仁20克，鸽蛋5个。

调 料 白糖20克，冷水1000毫升。

制作方法

① 水发银耳洗净，撕成小朵放入碗内，加入少许冷水上笼蒸透。② 鸽蛋放入温水锅中煮成溏心蛋。③ 核桃仁浸泡，撕去外衣。荸荠粉放入碗内，调成糊。④ 取锅加入水，加入银耳、核桃仁、荸荠糊，调入白糖，用手勺搅匀，煮沸呈糊状时，再加入鸽蛋即成。

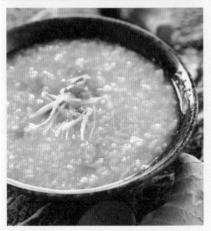

鸽肉粥

适合人群：老年人

材 料 粳米150克，乳鸽1只，葱末3克，姜丝2克。

调 料 盐2克，味精1克，料酒5克，胡椒粉1克，色拉油10克。

制作方法

① 乳鸽放入沸水锅内煮一下，切成小块，加入盐、料酒拌腌。② 粳米淘净浸泡半小时，捞出沥干水分。③ 色拉油烧热，下鸽肉、葱末、姜丝煸炒，烹入料酒，备用。④ 另取一锅，加入冷水和粳米，旺火烧沸后加入鸽肉，改用小火熬煮成粥，最后加入盐、味精、胡椒粉搅匀即成。

黑豆牡蛎粥

适合人群：老年人

材 料 黑豆、牡蛎肉各50克，粳米100克。
调 料 盐2克，香油10克，葱末3克。

制作方法

① 黑豆洗净，用冷水浸泡2～3小时，捞出，沥干水分；粳米洗净，浸泡半小时后捞起；牡蛎肉洗净，沥干备用。② 锅中加入水、黑豆与粳米放入，旺火烧沸后加入牡蛎肉，搅拌数次，改用小火慢慢熬煮。③ 见粥将成时下入盐，撒上葱末、淋上香油，即可盛起食用。

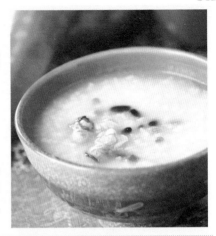

黄芪牛肉粥

适合人群：老年人

材 料 粳米、鲜牛肉各100克，黄芪10克，精豆粉20克。
调 料 胡椒粉2克，味精1.5克，盐2克，姜3克，葱末5克。

制作方法

① 鲜牛肉洗净，和姜一起绞烂，加精豆粉、胡椒粉、盐、味精调匀备用。② 黄芪用纱布包好。③ 粳米洗净，浸泡半小时后入锅，加入水，用旺火烧沸一段时间，加入黄芪布包，改用小火熬煮，至粳米熟烂时捞出包，加入牛肉馅、姜片搅散，用中火熬煮。④ 牛肉熟软时加入葱末、味精调味，再稍焖片刻，即可盛起食用。

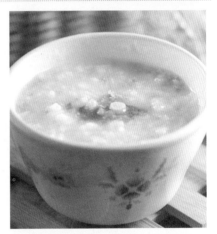

当归乌鸡粥

适合人群：老年人

材 料 粳米200克，当归30克，净乌鸡1只，葱段10克，姜2片。
调 料 盐3克，味精2克，料酒12克，冷水适量。

制作方法

① 粳米淘洗干净浸泡半小时，捞出沥干水分。② 当归清洗干净，用纱布包好。③ 乌鸡洗净，放入开水焯一下。④ 锅入冷水、当归、乌鸡、葱段、姜片、料酒，用旺火煮沸，再改用小火煨煮至汤浓鸡烂，捞出乌鸡，拣去当归、葱段、姜片加入粳米，再用旺火煮开，改小火熬煮成粥。⑤ 鸡肉拆下撕碎放入粥内，用盐、味精调味即可。

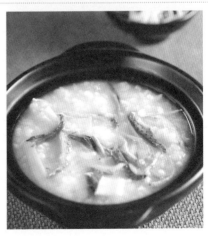